中国公民健康素养

三字经

（2024 年版）

杨国安 | 主　编

汪华侨　朱敏贞　谢翠娟　骆振光 | 副主编

庄润森 | 审　校

中国人口与健康出版社
China Population and Health Publishing House
全国百佳图书出版单位

图书在版编目（CIP）数据

中国公民健康素养三字经：2024年版 / 杨国安主编；
汪华侨等副主编 . — 北京：中国人口与健康出版社，
2025.1. — ISBN 978-7-5238-0069-0

Ⅰ . R193-49

中国国家版本馆 CIP 数据核字第 2024ZC1950 号

中国公民健康素养三字经（2024 年版）

ZHONGGUO GONGMIN JIANKANG SUYANG SANZIJING（2024NIAN BAN）

杨国安　主编

责 任 编 辑	张　瑞
美 术 编 辑	侯　铮
责 任 印 制	王艳如　任伟英
出 版 发 行	中国人口与健康出版社
印　　　刷	小森印刷（北京）有限公司
开　　　本	880 毫米 ×1230 毫米　1/32
印　　　张	10.5
字　　　数	235 千字
版　　　次	2025 年 1 月第 1 版
印　　　次	2025 年 1 月第 1 次印刷
书　　　号	ISBN 978-7-5238-0069-0
定　　　价	39.80 元

微 信 ID	中国人口与健康出版社		
图 书 订 购	中国人口与健康出版社天猫旗舰店		
新 浪 微 博	@ 中国人口与健康出版社		
电 子 信 箱	rkcbs@126.com		
总编室电话	（010）83519392	发行部电话	（010）83557247
办公室电话	（010）83519400	网销部电话	（010）83530809
传　　　真	（010）83519400		
地　　　址	北京市海淀区交大东路甲 36 号		
邮　　　编	100044		

前 言

　　健康素养是指人们具有获取、理解和处理基本的健康信息和服务，并运用这些信息和服务做出正确判断和决定，维持和促进健康的能力。

　　健康是人生最宝贵的财富，人民健康是国民幸福、民族昌盛和国家富强的重要标志。健康素养是健康的重要决定因素，与人均预期寿命、国民健康状况、社会经济发展、国家繁荣富强密切相关，是健康中国战略的重要内容。提高全民健康素养水平，是提高全民健康水平最根本、最经济、最有效的措施之一。

　　国家卫生健康委2024年5月30日发布了《中国公民健康素养——基本知识与技能（2024年版）》，它界定了现阶段健康素养的具体内容，是公民最应掌握的健康知识和技能。为普及健康素养，提升全民健康水平，我们将《中国公民健康素养——基本知识与技能》编成"三字经"，以这种大众喜闻乐见的形式普及健康知识。

该书是在原《中国公民健康素养三字经》（2015年版）的基础上，根据国家卫生健康委印发的《中国公民健康素养——基本知识与技能（2024年版）》和《中国公民健康素养——基本知识与技能释义（2024年版）》重新修订创编的。它不是由简单的三个字组成，而是继承了《三字经》的韵文传统，在格式上三字一句，且都能保持隔句押韵方式，并尽可能使用对仗、排比等句式，读起来朗朗上口，符合语言规范和语言习惯，具有通俗易懂、顺口易记和简明易传等特点。

该书对《中国公民健康素养——基本知识与技能（2024年版）》进行了比较全面而翔实、科学而通俗、新颖而可行的诠释，针对读者的健康需求和健康素养核心知识点，提供健康生活、养生保健、疾病防治等方面的具体实践方略，对全生命周期进行健康指导，帮助读者正确理解健康素养、有效记忆健康知识和具体实践健康技能，增强健康意识和自我保健能力，提高健康素养水平。该书内容丰富，具有较强的针对性、实用性和指导性，是全国广大人民群众学习健康素养、疾病防治、养生保健知识与技能的优秀科普读物，可作为全国各地组织开展健康知识普及、健康素养监测、健康素养竞赛、健康科普行动等健康传播活动的工具书。

本书由本人担任主编，负责创作三字经和主要修订与编写工作。汪华侨、朱敏贞、谢翠娟、骆振光担任副主编，其中：汪华侨负责对全书统稿，朱敏贞负责基本知识和理念部分、谢翠娟负责健康生活方式与行为部分、骆振光负责基本技能部分的具体修订、编写和统筹。庄润森担任审校，对全书内容进行审改和校订。李向阳、舒彬、吴传安、温国明、曾美华、杨伟康、王诗媛、任周、陈虾、薛志强、罗安斐等参与修订、编写、资料收集整理。

该书编写得到了广东省科普作家协会的大力支持，多位科普作家在百忙之中利用业余时间参与修订和编写，在此表示感谢。在成书过程中，参考和借鉴了政府部门有关文件、卫生健康科普作品和相关资料，在此深表谢意。由于我们能力和水平有限，加之时间仓促，书中难免存在疏漏之处，敬请各位读者、专家、同行不吝赐教。

杨国安于深圳

2024 年 6 月

目录

第二章

健康生活方式与行为 /121

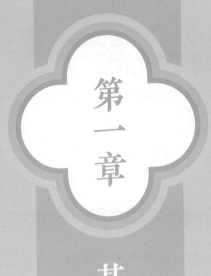

第一章

基本知识和理念

01 什么是健康

···中国公民健康素养···

健康不仅仅是没有疾病或虚弱，而是身体、心理和社会适应的良好状态。预防是促进健康最有效、最经济的手段。

新健康，有三项，要牢记，莫相忘。
不虚弱，身体壮，无不适，无病恙。
心理健，智正常，善调控，心舒畅。
与社会，适应良，讲公德，有担当。
促健康，重预防，最经济，效果强。

"健康不仅仅是没有疾病或虚弱，而是身体、心理和社会适应的良好状态。" 这是世界卫生组织（WHO）对健康的定义。促进健康最有效和最经济的手段就是做好预防保健工作。

身体健康

身体健康又称为躯体健康、生理健康，是心理健康和社会适应的基础。具体来说，身体健康主要包括以下三个方面：

躯体结构完整。形态发育良好，体形匀称，结构完整，没有虚弱和不适感，人体各系统、各器官、各组织的功能正常，如正常的体重和体型、健康的皮肤和外貌、良好的消化和排泄功能等，能正常地从事职业、学习与娱乐方面的生理活动，具有生活自理能力。

抗病能力较强。通常具有强大的免疫系统，对一般疾病的抵抗能力较强，能够适应环境变化，能有效抵御病毒、细菌和其他病原体的侵袭；能够适应各种生理刺激以及致病因素对身体的影响，保护身体免受感染和疾病的侵害。

指标变化正常。可以对身体健康状况进行测量，如果测量发现一项或多项指标异常，就表明身体可能患有某种疾病或不健康，而身体健康就是要通过保持良好的生活习惯和健康行为，以确保这些指标在正常变化范围内，促进身体各个方面平衡发展。

心理健康

心理健康是指心理的各个方面及活动过程处于一种良好或正

常的状态。心理健康突出在社交、生产、生活上能与其他人保持较好的沟通或配合，能良好地处理生活中发生的各种情况。心理健康主要包括以下四个方面：

性格良好。性格是一个人对现实的稳定的态度，以及与这种态度相应的、习惯化了的行为方式中表现出来的人格特征。性格一经形成便比较稳定，但是并非一成不变，而是可塑性的。良好的性格特征表现为有民族气节、有团队协作精神、关心他人、乐于助人、大公无私、为人正直、待人诚恳、文明礼貌、勤劳节俭、认真负责、谦虚谨慎等；没有自私自利、损人利己、奸诈狡猾、蛮横粗暴、懒惰挥霍、敷衍了事、不负责任、狂妄自大等。

心理平衡。能正确认识自己、正确对待他人；有自制力，有自信心；内心世界丰富、充实、和谐、安宁，能体验自己的价值存在和责任，能以平稳、正常的心态从事工作、学习与相关活动；心情舒畅，保持平常心态，践行健康的生产生活方式。

情绪稳定。能够以平稳、正常的心态从事工作、学习和相关活动；情绪稳定，能够了解和控制自己的抑郁、焦虑等不良情绪；能够以积极乐观的心境状态应对紧张情势，不采取吸烟、酗酒、滥用药物或以极端行为、过度发泄等消极方法解决困难或问题。

智力正常。认知正确，能正确认识自己、正确对待他人；有自制力，有自信心；有正常的观察力、注意力、记忆力、想象力、学习力，思维与行为协调一致。没有注意力不集中、记忆力低下、记忆力障碍、思维迟钝、思维混乱、智力发育迟缓、智力低下等问题，没有心理疾病、精神疾病。

社会适应

社会适应是指一个人具有担当社会角色和完成社会责任的能力。如果一个人长期社会适应不良，其观念及行为不能为他人所接受，与社会相隔离，就会导致社会适应能力的下降或缺陷，甚至产生精神病态。社会适应良好主要包括以下三个方面：

遵守公德。人类对社会的适应可以通过语言、风俗、法律以及社会制度等的控制，使自己与社会相适应。社会适应良好要求一个人能够遵守现有社会的道德规范与行为准则，对于环境中的社会刺激能够在规范允许的范围内做出反应的过程。如果一个人不能与社会取得一致，就会产生对所处环境中的一切格格不入的心理状态，久而久之，容易引起心理变态。

适应环境。能够根据社会生活的需要，通过自我调节来保持与社会环境、自然环境的良好接触和良好适应，为了适应环境可在心理上、生理上以及行为上进行各种适应性改变，从而与社会达到和谐状态。比如，能够获得适应具体职业活动所要求的职业技能和个人品质，并顺利完成职业任务；保护自然环境，注意节约资源，减少浪费，参加环保活动等。

人际和谐。能够进行正常的人际交往，能够有效应对日常生活、学习和工作中的压力；能够约束自己及支配自己的思想和行为，不损人利己，对家庭和社会负有责任，对社会具有一定的奉献精神。

预防为主

预防为主是中华民族传统的养生保健理念，中国最早的医学典籍《黄帝内经》就提出"上工治未病，不治已病"，强调预防是最好的治疗。

重视疾病预防是全球卫生发展的潮流。国内外大量研究与实践表明，达到同样健康标准所需要的预防投入与治疗费、抢救费比例为1：8.5：100，也就是说，预防是最符合成本效益的干预措施，在预防上多投入1元，就可减少8.5元治疗费，并省下100元抢救费。因此，国际社会普遍认为，坚持预防为主，改变不健康的行为习惯，养成文明健康的生活方式，以低廉成本获取巨大的健康效益，从而减轻个人和社会的负担，这是预防传染病和慢性病的首选策略和措施。

预防为主是我国长期坚持的卫生与健康工作方针，是健康中国战略的重要内容。《"健康中国2030"规划纲要》指出："人民健康是民族昌盛和国家富强的重要标志，预防是最经济、最有效的健康策略。"当前，随着工业化、城镇化、人口老龄化发展及生态环境、生活行为方式变化，我国面临着重大传染病和多种慢性病的双重威胁。新发传染病和再发传染病防控形势严峻。心血管病、肿瘤、糖尿病、呼吸系统疾病等慢性病发病率居高不下，慢性病导致的疾病负担占总疾病负担的70%以上，慢性病导致的死亡占全部死因的88.5%，成为制约健康预期寿命提高的重要因素和影响国家社会经济发展的重大公共卫生问题。此外，精神卫生、职业健康、地方病等问题不容忽视，重大安全生产事故和交通事故时有发生。所有这些健康问题，主要与个人卫生习惯和生活方式密切相关，都可以通过预防干预措施来加以改善，预防着眼于健康关口前移，着眼于提升健康素养，着眼于避免和减少疾病的发生，从而更加有效地提高人民健康水平。

十条健康标准

世界卫生组织提出十条具体的健康标准，我们可据此进行自我健康评价。这十条健康标准为：

①有充沛的精力，能够从容不迫地担负日常生活和繁重工作，不感到过分紧张与疲劳。

②处事乐观，态度积极，乐于承担责任，事无大小，不挑剔。

③善于休息，睡眠良好。

④应变能力强，能够适应环境的各种变化。

⑤能够抵抗一般性感冒和传染病。

⑥体重适当，体形匀称，站立时，头、臂、臀比例协调。

⑦眼睛明亮，反应敏捷，眼睑不易发炎。

⑧牙齿清洁，无龋齿，无疼痛；牙龈无出血现象。

⑨头发有光泽，无头屑。

⑩肌肉丰满，皮肤有弹性，走路轻松。

02 依法维护健康

中国公民健康素养

公民的身心健康受法律保护，每个人都有维护自身健康和不损害他人健康的责任。

健康权，不可侵，严守法，是根本。

护健康，要认真，每个人，担责任。

为自己，做主人，好习惯，胜万金。

为他人，献爱心，重预防，利国民。

公民依法享有健康权，公民的身心健康受法律保护，提高国民健康水平，需要国家、社会和公民共同努力，营造一个有利于健康的支持性环境。每个人都有维护自身和他人健康的责任。

■ 公民的身心健康受法律保护

健康权是公民维护其身心健康的权利，是公民享有一切权利的基础之一，是公民参加社会活动和从事民事活动的重要保证。

公民的身心健康受法律保护，保护公民的健康权是我国刑法、民法等多项部门法的共同任务。《中华人民共和国宪法》《中华人民共和国民法典》《中华人民共和国刑法》《中华人民共和国基本医疗卫生与健康促进法》等法律都对公民健康权进行了明确规定。非法侵害公民的健康权，必须承担相应的民事、刑事法律责任。

《中华人民共和国宪法》第二十一条规定："国家发展医疗卫生事业，……开展群众性的卫生活动，保护人民健康。国家发展体育事业，开展群众性的体育活动，增强人民体质。"体现了对健康权的重视和保护。

《中华人民共和国民法典》第一千零二条至第一千零五条规定，自然人享有生命权、身体权、健康权并受法律保护，任何组织或者个人不得侵害他人的生命权、身体权、健康权，自然人的生命权、身体权、健康权受到侵害或处于其他危难情形时，负有法定救助义务的组织或个人应当及时施救。

《中华人民共和国刑法》多处规定严重危害人体健康的行为将受到刑法制裁，如第二百三十四条规定："故意伤害他人身体的，处三年以下有期徒刑、拘役或者管制。犯前款罪，致人重伤的，处三年以上十年以下有期徒刑；致人死亡或者以特别残忍手段致人重伤造成严重残疾的，处十年以上有期徒刑、无期徒刑或者死刑。"

《中华人民共和国基本医疗卫生与健康促进法》第四条规定："国家和社会尊重、保护公民的健康权。国家实施健康中国战略，普及健康生活，优化健康服务，完善健康保障，建设健康环境，发展健康产业，提升公民全生命周期健康水平。国家建立健康教育制度，保障公民获得健康教育的权利，提高公民的健康素养。"

因此，每个公民和组织机构都应严格遵守有关健康权的法律规章，维护自己和他人的身心健康权利，当身心健康受到不法侵害时，要学会寻求法律保护。

■ 我的健康我做主

生命只有一次，每个人都是自己健康的第一责任人，都有获取健康、珍爱生命、保护自身健康的权利和责任。

《中华人民共和国基本医疗卫生与健康促进法》第六十九条指出："公民是自己健康的第一责任人，树立和践行对自己健康负责的健康管理理念，主动学习健康知识，提高健康素养，加强健康管理。倡导家庭成员互相关爱，形成符合自身和家庭特点的健康生活方式。"因此，我们每个人都要自觉履行健康责任，要主动学习健康素养基本知识与技能，养成健康行为和健康生活方式，维护和促进自身健康；理性应对疾病，生病时要到正规的医疗机构看病，听从医嘱，积极配合治疗；增强自我健康意识，理解生老病死的自然规律，了解医疗技术的局限性，尊重医学和医务人员，共同应对健康问题，提高自我健康管理能力和健康水平。

■ 他人健康我维护

《中华人民共和国基本医疗卫生与健康促进法》第六十九条还指出："公民应当尊重他人的健康权利和利益，不得损害他人健康和社会公共利益。"也就是说，每个人都有维护和不损害他人健康的责任，对家庭和社会都负有健康责任。在国家、社会和个人的共同努力下，营造一个有利于健康的支持性环境。如不污染环境，讲究公共卫生，不随地吐痰，不在公共场所吸烟；在突发事件中要沉着应对，尽力帮助他人脱离危险状况，并及时报告或拨打求助电话；主动防控传染病，在传染病暴发或流行时要积极采取预防措施，配合相关的流行病学调查，并接受医学观察、预防和治疗，自觉报告相关信息等。

03 践行文明健康生活方式

· · ·中国公民健康素养· · ·

　　主动学习健康知识，践行文明健康生活方式，维护和促进自身健康。

为健康，学本领，要自觉，要主动。
有知识，有技能，护健康，重践行。

　　健康是人生最宝贵的财富，每个人是自己健康的第一责任人，只有主动学习健康知识，践行文明健康生活方式，才能维护和促进自身健康。

■ 主动学习健康知识

普及健康知识，提高全民健康素养水平，是提高全民健康水平最根本、最经济、最有效的措施之一。

我们提倡主动学习健康知识，每个人都要学习和掌握健康素养、中医养生保健、母婴保健、生命教育、营养健康、运动健康、心理健康、常见疾病防治、生活习惯和行为、生殖健康、科学就医、合理用药、绿色环保、应急避险等维护和促进健康的知识和技能。

主动学习健康知识和技能的方式方法有多种，如主动参加健康讲座、健康展览、义诊咨询等健康教育活动；正确利用主流媒体（如政府或专业机构主办的电视、报纸、书刊、广播、互联网、自媒体等）获取健康知识；购买和阅读医学科普书籍，与家人、同事、同学、朋友一起讨论健康问题，大家相互帮助、相互促进，从而有益于学习和掌握健康知识和技能。

■ 文明健康生活方式

文明健康生活方式是指人们在日常生活中，确保自己的生活方式和行为习惯符合社会主义核心价值观和健康行为规范，从而有益于维护与促进健康。

世界卫生组织研究表明，在当前以慢性病为主的疾病谱背景下，在影响健康的决定因素中，医疗服务占 8%、生物学因素占 15%、环境影响占 17%（其中社会环境占 10%，自然环境占 7%），而通过预防干预可以改变的行为与生活方式占比高达 60%。因此，要提升健康素养水平，改变不健康行为，践行健康生活方式具有重要意义，也是个人可以通过自身努力来维护和促进健康的关键因素。

　　践行文明健康生活方式首先要从个人生活、家庭生活、社交生活、消费生活、工作生活等方面身体力行，使之符合社会主义核心价值观和公民道德规范。要学习《中国公民健康素养——基本知识与技能》，如养成健康行为和生活方式，包括合理膳食、适量运动、戒烟限酒、心理平衡等预防控制慢性病的"健康四大基石"；养成良好的手卫生习惯、科学佩戴口罩、保持社交距离、注重咳嗽礼仪、分餐公筷、垃圾分类等预防控制传染病的文明卫生习惯。要学习《中国公民生态环境与健康素养》，主动了解生态环境信息和法律法规标准，学习环境健康风险防范知识与技能，重视环境健康，自觉践行绿色生活，尊重自然、顺应自然、保护自然，倡导可持续发展的生产生活方式。要学习《中国公民中医养生保健素养》，掌握和践行传统的中医养生保健方法和技能，维护和促进自身健康。要学习《母婴健康素养》，掌握和践行维护和促进母婴健康的方法和技能，提高出生人口素质。要理性应对身心疾病，生病时要到正规的医疗机构或社区卫生服务机构看病，遵从医嘱，积极配合治疗。要增强健康意识，不断提高健康管理能力。

04 环境健康

中国公民健康素养

环境与健康息息相关，保护环境，促进健康。

好环境，益生命，不保护，会失衡。
少废气，碧空清；少废水，江河澄；
少废渣，沃土净；少噪声，家园静。
防三废，防噪声，倡低碳，美环境。

环境是我们人类生存的基础，与健康息息相关。人类所患的许多疾病与环境污染有很大关系。健康环境是人民群众健康的重要保障。我们每个人都要保护环境，促进健康。

■ 自然环境和社会环境

环境包括自然环境和社会环境。

自然环境。自然环境是指由水土、地域、气候等自然事物所形成的环境，是生物赖以生存的物质基础，也是社会环境的基础。包括生态环境、生物环境和地下资源环境，如大气、气流、水、气温、气压、动物、植物、微生物、土壤、岩石矿物、太阳辐射等，通常把这些因素划分为大气圈、水圈、生物圈、土壤圈、岩石圈五个自然圈。

自然环境对人的生活有重要意义。它们能对健康和生活造成影响，许多癌症、某些慢性中毒、听力损失和耳聋、肌肉骨骼疾病、心血管疾病、呼吸系统疾病以及肠道传染病、呼吸道传染病、虫媒传染病等都与自然环境密切相关。

社会环境。社会环境是人类在生产、生活和社会交往活动中相互形成的社会制度、经济状况、民族习俗、文化教育、生产关系和社会关系等宏观环境，是自然环境的发展，是物质文明和人类精神文明发展的标志，并随着人类文明的演进而不断地丰富和发展。

社会环境因素是决定人群平均寿命的最重要因素。良好的社会环境能够使人得到更多的安全感，让人处于放松状态，从而使人更加健康；不利的社会环境可使人处于高度紧张或心理恐惧状态，从而影响身心机能，导致健康水平下降。社会地位、经济状况的剧烈变化，突发事件的产生，常可导致人的精神、情志不稳定，从而影响人体脏腑精气的机能，导致某些身心疾病的发生，

中国公民健康素养 三字经（2024年版）

也可使某些原发疾病（如冠心病、高血压、肝炎、糖尿病等）恶化，甚至导致死亡。由于社会环境的改变主要通过影响人的精神情志而对人体产生影响，因此，在预防和治疗疾病时，必须充分考虑到社会因素对人体身心机能的影响，创造良好的社会氛围，维持身心健康，促进疾病向好的方向转化。

"三废"和噪声

环境污染和生态破坏是影响健康的重要风险因素。废气、废水、废渣统称为"三废"，是指人类在生产和生活过程中产生的有毒有害的气体、水和固体废弃物。"三废"会造成大气污染、水源污染、土壤污染，破坏生态系统，引起人体不适，严重影响和危害人类健康。因此，必须高度重视"三废"危害，生产和生活中减少"三废"污染，加强对"三废"的综合治理和回收利用，净化生存环境，保护生态平衡。

噪声也称噪音，是一种能够引起人烦躁、或音量过强而危害人体健康的声音。噪声污染主要来源于交通运输、车辆鸣笛、工业噪声、建筑施工，以及音乐厅、高音喇叭等社会噪声。噪声妨碍人们正常休息、学习和工作，可造成人听力损伤、视力损伤、心血管系统损伤，导致睡眠障碍，影响心理健康。

提高环境健康素养

良好的行为习惯能够减少环境污染、降低健康风险。提高环境健康素养，保护环境，促进健康，是每个人应尽的社会责任。

《中华人民共和国环境保护法》规定："一切单位和个人都有保护环境的义务……公民应当增强环境保护意识，采取低碳、节俭的生活方式，自觉履行环境保护义务。"应遵守保护环境的法律法规，遵守社会公德，提高环境健康素养，保护环境不受污染和破坏，发现污染环境、破坏生态、影响公众健康等违法行为，应及时劝阻或通过"12369"电话举报。

保护公共环境。养成保护公共环境的行为习惯，主动参与生态环境保护，维护公共环境权利和个人健康权益。日常生活中，应倡导文明健康、绿色低碳、简约适度的生活方式，节约用水、用电，减少资源浪费。减少生产和生活中产生的污染物，如废气、废水和固体废物，优先选择环保、节能、可持续的产品。文体娱乐活动不扰民，共同营造清洁、舒适、安静、优美的生活环境。文明饲养宠物和其他禽畜，及时清理宠物和其他禽畜的粪便。关注森林、水资源、生物多样性等自然资源的保护，避免过度开发和破坏。减少烟尘排放，燃放烟花爆竹应遵守相关规定，并注意安全。自觉遵守公共设施使用规范，维护设施的卫生和完好。积极参与各种环保活动，提高自己和他人的环保意识。维护社区、单位等环境卫生，改善生活、生产环境。支持政府出台的环保政策和法规，配合政府严格保护生态环境。

做好垃圾分类。将垃圾按照一定的规定或标准进行分类投放、收集、运输和处理，以便垃圾减量、分类、回收和利用，从而转变成公共资源，降低垃圾处理成本，提高垃圾的利用价值。

按照垃圾的成分、属性、利用价值、对环境的影响以及现有处理方式的要求，一般将垃圾分为四大类。在生活和工作中要主动做好垃圾分类，并将分类的垃圾自觉投放到相对应的收集容器或暂存点，减少污染物的扩散和对环境的影响。

①可回收物。可回收物是适宜回收和资源化利用的废旧物品，主要包括废纸、塑料、玻璃、金属、电子产品、布料和家具等。可回收物要尽可能保持干燥、干净、无异味；对于比较锋利的废弃物可简单包装并标明警示语。

②厨余垃圾。厨余垃圾是容易腐烂的食物残渣、瓜果皮核等含有机质的生活垃圾，包括剩菜剩饭、骨头、菜根菜叶等废物。厨余垃圾应当沥除油水，去除食品包装、餐具制品、大块骨头、贝壳等杂质，在指定时间段投放；使用一次性塑料袋装垃圾的，应将垃圾倒出来后将塑料袋投放到其他垃圾收集容器。

③有害垃圾。有害垃圾是对人体或者自然环境造成直接或潜在危害且应当专门处理的生活垃圾。包括废电池、废日光灯管、废水银温度计、过期药品、农药、家用化学品等，这些垃圾需要特殊安全处理。

④其他垃圾。其他垃圾是除上述几类垃圾外的废弃物，如受到污染的纸类、塑料、织物、破损的花盆和陶瓷等难以回收利用的垃圾。

保持居家卫生。保持生活环境的卫生可减少疾病的发生与传播。家庭成员要养成保持居家环境卫生的好习惯，做到家庭卫生整洁、光线充足、通风良好、厕所卫生。经常打扫室内外、庭院卫生，不留卫生死角。保持厨房卫生，家庭生活垃圾尤其是厨余垃圾要日产日清，并做好垃圾分类。使用卫生厕所，注意每次便后冲洗厕所，确保厕所无异味。居家装修要使用绿色、环保装饰装修材料、家具及节能家电产品。根据环境空气质量信息和个人居家情况，采取有效防护措施，如适时通风换气、重污染天气时关闭门窗以减少室外空气污染物进入室内、建议有条件的家庭/单位安装空气净化装置或新风系统。工作和生活中不当使用或处置有毒有害物质会带来潜在健康风险。发生环境污染事件并可能危害健康时，按照政府部门和专业人员的指导应对。

倡导低碳生活。无节制地消耗资源和污染环境是造成生态环境恶化的根源。应践行公民生态环境行为规范，减少污染产生。倡导低碳生活就是倡导简约适度、绿色低碳、益于健康的生活方式，尽量减少生活中耗用的能量，从而减少二氧化碳的排放，是一种低能量、低消耗、低开支的生活方式。要从节电、节气和回收三个环节注意生活细节，尽力减少资源浪费。践行绿色消费，优先选择绿色产品，尽量购买耐用品，少购买和使用塑料袋、一次性发泡塑料饭盒、塑料管等易造成污染的用品，少购买、使用过度包装产品。不跟风更新换代电子产品，外出自带购物袋、水杯等。节约用电，适度使用空调，冬季空调设置温度不高于20℃，夏季空调设置温度不低于26℃；及时关闭电器电源，减少待机耗电。选择低碳出行，优先步行、骑行或公共交通出行，多使用共享交通工具等。如购车鼓励选购低排量汽车，不进行过度的车内装饰，注意车内通风并及时清洗车内空调系统。要配合政府严格保护生态环境，努力营造清洁、舒适、安静、优美的环境，保护和促进人类健康。

关注气象健康。气象因素是人类生存、活动的重要外界条件。气候变化和极端天气事件的发生可能影响健康，并给生产和生活带来诸多影响。一方面，气象因素可直接影响人体健康，如中暑、冻伤等；另一方面，由于各种气象因素联合作用，间接影响人体，使机体免疫力降低，激发基础疾病或加重病情，如感冒、关节炎、慢性支气管炎、中风、急性心肌梗死、皮肤癌、白内障等疾病。保护环境，绿色消费，低碳出行，能助力减缓气候变化。要重视气候变化下极端天气事件的健康风险与应对，加强对老人、儿童、孕妇、疾病患者和户外工作人员等脆弱人群的照护，积极关注天气预报、空气质量信息和气象灾害预警信息，积极应对气象健康指数的变化并采取预防措施，如重污染天气时尽量减少或避免户外活动，高温热浪天气要尽量避暑和防止中暑，低温寒潮天气要注意保暖和防止冻伤，台风和暴雨天气要防止溺水等意外伤害，尽力减轻气象因素带来的健康风险。

05 无偿献血

无偿献血，助人利己。

捐献血，救人命，促代谢，利功能。
为公益，显真情，人间爱，传美名。

无偿献血是一项充满爱心和奉献精神的义举，它体现了人与人之间的关爱和互助精神，无偿献血，助人利己。

什么是无偿献血

无偿献血是指公民向血站自愿、无偿地提供自身血液的行为。

《中华人民共和国献血法》第二条规定："国家实行无偿献血制度。国家提倡十八周岁至五十五周岁的健康公民自愿献血。"第十五条指出："为保障公民临床急救用血的需要，国家提倡并指导择期手术的患者自身储血，动员家庭、亲友、所在单位以及社会互助献血。"

对于献血者，发给国务院卫生健康行政部门制作的无偿献血证书，有关单位可以给予适当补贴。公民临床急救用血时只交付用于血液的采集、储存、分离、检验等费用；无偿献血者临床需要用血时，免交相关费用；无偿献血者的配偶和直系亲属临床需要用血时，可以按照省、自治区、直辖市人民政府的规定免交或者减交相关费用。

■ 无偿献血，助人利己

无偿献血不仅能帮助那些急需血液救治的患者，还有助于降低血液传播疾病的风险，保障用血安全。无偿献血能够传递爱心，促进社会和谐与进步，让社会充满温暖和正能量。

健康人定期、适量献血是安全、无害的。成年人平均有 4000～5000 毫升血液，其中，80% 左右在血液循环系统内流动，20% 左右在体内储存用于补充。而血细胞的寿命是有限的，有一个不断更新的过程。我国现行的捐献标准为全血每次 200～400 毫升，捐献间隔期不少于 6 个月；血小板每次 1～2 个治疗量，捐献间隔期不少于 2 周。严格禁止对献血者超量、频繁采集血液。

适量献血对人体有益无害。献血可以刺激造血功能，加速血细胞的生成和更新，促进人体新陈代谢，有利于增强骨髓的造血功能，让血液很快得到补充。献血可以降低血液黏稠度，预防心脑血管疾病和其他相关疾病的发生，使人更加健康。

通过献血还可以了解自己身体的血液指标健康情况。《中华人民共和国献血法》第九条规定："血站对献血者必须免费进行必要的健康检查；身体状况不符合献血条件的，血站应当向其说明情况，不得采集血液……"献血者每次献血，血站会在抽血前进行快速筛查，合格者方可献血。血站还会对所收集的血液做一个较为全面的检查，包括肝功能、肾功能、血糖、血脂、20 多种传染病等项目，有异常就会通知献血者，而且这些检查也是免费的。

■ 献血应当到正规血站

血站是不以营利为目的、采集和提供临床用血的公益性卫生机构。献血者应当到正规血站献血。

随着社会的不断发展和进步，人们越来越认识到无偿献血是一种高尚行为，参与无偿献血的人数也在不断增加。无偿献血是我们每个人应尽的健康责任，是利国、利人、利己、利家的爱心行为。只要符合献血条件，就应积极地加入无偿献血者的行列中。

06 关爱病残人员

· · · 中国公民健康素养 · · ·

每个人都应当关爱、帮助、不歧视病残人员。

要关爱，病残疾，要尊重，不歧视。
多交流，增友谊，多帮助，维权益。

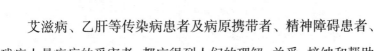

　　艾滋病、乙肝等传染病患者及病原携带者、精神障碍患者、残疾人是疾病的受害者，都应得到人们的理解、关爱、接纳和帮助，这不仅是疾病预防、控制、康复的重要措施，也是维护社会稳定的需要，更是人类文明进步的表现。

■ 关爱和帮助病残人员

在工作、生活中，要接纳艾滋病、乙肝等传染病患者及病原携带者，鼓励和帮助他们积极治疗疾病，树立战胜疾病的信心。鼓励和帮助病残人员、精神疾病患者的家庭成员接受治疗和康复训练，担负起日常照料和监护责任。在得到有效治疗后，病残人员症状可以缓解，有的甚至可以康复并承担家庭责任与工作职能，要帮助他们回归家庭、社区和社会。

■ 不歧视病残人员

传染病患者、病残人员、康复后的精神疾病患者是疾病的受害者，是弱势群体，更需要理解、尊重、关爱和帮助。单位和学校应该理解、关心和接纳他们，为他们提供适当的工作和学习条件。要主动接纳和帮助他们，不要让他们感受到歧视，要鼓励他们采取积极的生活态度，与疾病做斗争，积极参与疾病的防治工作，以提高生命质量、延长生命，并为他们提供适当的工作和学习条件。对在突发公共卫生事件中感染病原体的人员要给予理解、接纳和关心，不歧视、不排斥，并提供必要的帮助。

■ 维护病残人员的合法权益

要维护病残人员的合法权益，包括公民依法享有的社会福利、工作、学习、医疗和社会活动的权利，其子女入托、入学、就业权利不受限制。家庭和社会要为他们营造一个友善、理解、健康的学习、生活和工作环境。

07 定期健康体检

···中国公民健康素养···

定期进行健康体检。

查健康，查身体，信科学，莫大意。
做体检，要定期，早知病，早就医。

通过定期体检，人们可以及时了解自己的身体状况，发现潜在的健康问题，从而采取相应的措施进行预防和治疗。

■ 什么是健康体检

健康体检是指在自我感觉身体尚未出现明显疾病时，通过医学手段和方法，主动进行预防保健性医学检查，以便了解身体健康状况，获得身体健康信息，筛查身体异常体征、健康隐患和疾病线索的诊疗行为，是健康管理的重要组成部分。

健康体检能够早期发现疾病和影响健康的危险因素。许多疾病在初期并没有明显的症状，定期进行健康体检可以全面评估个人的健康状态，包括身体各个系统的功能、营养状况、心理状态等；及早发现一些疾病线索和异常指标；了解自己的生活习惯、高危因素、环境状况等对健康的影响，以便有针对性地改变不良的行为习惯，抓住最佳时机采取个性化干预措施，排除产生疾病的风险因素，尤其是慢性疾病患者及其高危人群，通过健康体检，及时掌握疾病和危险因素的变化状况，及时诊断和治疗疾病，避免疾病进一步发展。

健康体检注意事项

不同年龄段健康体检频率不同。建议普通人群每年做 1 次健康体检，老年人至少每半年做 1 次健康体检，从事特殊行业的职业人员在上岗前、离岗前都应做健康体检，有的还应根据实际情况增加一些特定的检查项目。

人们常有一个体检误区，就是医院名气越大越好、检查项目越多越好，一些体检者要求做全身 CT 或检查全部项目。其实这样做体检会缺乏针对性，并造成医疗资源浪费。

正确的做法是：

①先到社区卫生服务机构找家庭医生或全科医生咨询，根据

体检者的危险因素、生活习惯、健康情况做一个初步评估，制定有针对性的体检项目套餐。

②根据自己的实际情况，选择合适的、有资质的医疗机构或体检机构进行体检，确保体检结果的准确性和可靠性。

③根据套餐项目进行检查，在体检过程中要如实回答相关问题，配合完成各项检查，根据体检情况按需补充项目。

④在收到体检结果后，应认真阅读并理解体检报告内容，如有异常指标或问题，应及时咨询医生并进行处置。

08 四大生命体征

血压、体温、呼吸和心率是人体的四大生命体征。

四体征，要重视，定期测，护身体。

收缩压，正常值：高九十，低百四。

舒张压，正常值：高六十，低九十。

体温计，放腋里，从三六，到三七。

平静时，数呼吸，每分钟，近二十。

测心率，要仔细，从六十，到百次。

血压、体温、呼吸、心率（脉搏）是四大生命体征，是维持机体正常活动的基础。要定期测量，以便掌握身体健康状况。

■ 血 压

人的心脏像一只"水泵"，不停地收缩、舒张，将血液输入动脉系统，同时将流经全身后返回的静脉血液纳回心脏。

血压指血液在血管内流动时对血管壁造成的压力。心室收缩时，动脉内最高的压力称为收缩压。心室舒张时，动脉内最低的压力称为舒张压。

血压一般为上臂动脉血压，以"毫米汞柱"（mmHg）为计算单位，测量结果常用"收缩压 / 舒张压"表示。成年人的正常血压值为收缩压 ≥ 90mmHg 且 < 140mmHg，舒张压 ≥ 60mmHg 且 < 90mmHg。血压具有波动性，白天略高，晚上略低，冬季略高于夏季。运动、紧张、饮酒或使用某些药物等会导致血压产生变化。

收缩压与舒张压的差值称为脉压，脉压正常值为 30 ~ 40mmHg。脉压增大或减低多见于老年人以及高血压、糖尿病、心脏病、高血脂症、动脉硬化、甲状腺功能亢进等疾病，具体情况因人而异。

■ 体 温

体温是指人体内部的温度。体温相对恒定是维持人体正常生命活动的重要条件之一。测量体温常用体温计测量腋下温度，因此，人们所说的体温大多是指腋下体温。

正常体温。成年人的正常腋下体温为 36 ~ 37℃，正常口腔体温为 36.3 ~ 37.2℃，正常直肠体温为 36.9 ~ 37.9℃。人的正常体温早晨略低，下午略高，24 小时内波动不超过 1℃。

体温过高与过低。体温高于正常范围称为发热。低热指腋下体温为 37 ~ 37.5℃，中度发热体温为 37.5 ~ 39℃，高热为 39 ~ 41℃，过高热体温在 41℃以上。

体温低于正常范围称为体温过低，常见于休克、严重营养不良、甲状腺功能低下等。

体温高于 41℃或低于 35℃时，将严重影响各系统（特别是神经系统）的机能，甚至危及生命。

发热是一种保护机制。发热时体温升高，提示人体免疫力在增强，包括白细胞计数增加，吞噬细胞和嗜中性粒细胞的杀菌活性增强等，有些病原微生物活性和繁殖就会变得不那么活跃。所以，发热是人体对抗病原微生物入侵的一种保护性机制。从某种角度来讲，适度的发热有利于增强人体的抗病能力，有利于病原体的清除。但是，体温持续过高会导致病理性损害，人体体温调节机制遭到破坏，从而致使体温失控而异常升高。因此，出现发热症状时，要及时就诊，查清楚发热原因，以免延误病情。

■ 呼 吸

呼吸是呼吸道的活动。人体通过呼吸，吸入氧气，呼出二氧化碳，是重要的生命活动之一，也是人体内外环境之间进行气体交换的必要过程。

呼吸频率。一次呼气、一次吸气合起来称为一次呼吸。可用棉絮放在鼻孔处观察被吹动的次数，数 1 分钟的棉絮摆动次数就是每分钟呼吸的次数，也就是呼吸频率。正常成年人平静状态下呼吸频率为 16 ～ 20 次 / 分，老年人略慢。呼吸频率超过 24 次 / 分为呼吸过速，见于发热、疼痛、贫血、甲亢及心衰等；呼吸频率低于 12 次 / 分为呼吸过缓。新生儿的呼吸频率为 35 ～ 44 次 / 分，1 ～ 5 岁儿童为 25 ～ 30 次 / 分，6 ～ 9 岁儿童为 20 ～ 25 次 / 分，10 ～ 12 岁儿童为 18 ～ 20 次 / 分。

肺活量。肺活量是指在最大吸气后尽力呼气的气量，常用作评价人体素质的指标。人用力吸气，一直到不能再吸为止；然后再用力呼气，一直呼到不能再呼为止，这时呼出的气体量称为肺活量。

肺活量存在较大的个体差异，受年龄、性别、身材、呼吸肌强弱及肺和胸廓弹性等因素影响。一般来说，正常成人肺活量男性为 3500 ～ 4000 毫升，女性为 2500 ～ 3500 毫升。身体越强壮，肺活量相对越大。

肺活量随年龄的增长而下降，每增大 10 岁就下降 9% ～ 27%，但长期坚持体育锻炼的人，其肺活量仍能保持正常。体育锻炼可以明显提高肺活量，譬如可以经常做一些扩胸、振臂等徒手操练习，坚持耐久跑、游泳、踢足球、打篮球、折返跑等。中长跑运动员和游泳运动员的肺活量可达 6000 毫升以上。

■ 心 率

心率是指正常人安静状态下每分钟的心脏跳动次数，是人的生命体征之一。心率在正常范围可以保证身体各脏器的充足供血。心率过快或过慢都可能是疾病的反应，也可能因年龄、性别或其他生理因素产生个体差异。

脉搏是指动脉血管每分钟的搏动次数，也称"脉率"。随着心脏节律性的收缩和舒张，主动脉内的压力也会一升一降，从而引起血管壁相应出现一次扩张和回缩的搏动，这就是脉搏。

一般来说，心跳次数与脉搏次数相一致，节律均匀，间隔时间相等。通过测量脉搏不仅可以获得心率，而且可以在短时间内获得有关患者全身状态及血液循环功能的情况。正常成年人在平静状态下的心率（脉搏）为 60 ～ 100 次 / 分，超过 100 次 / 分为心动过速，低于 60 次 / 分为心动过缓。

心率（脉率）的快慢随年龄、性别、运动和情绪等因素的影响而变动。一般幼儿比成年人快，老年人较慢；女性比男性稍快；运动和情绪激动时可增快，休息和睡眠时较慢。这些都是正常的生理现象（见表 1-1）。

表 1-1　不同年龄段的心率（脉率）变化情况

单位：次 / 分钟

年龄段	心率（脉率）
新生儿（1 ～ 28 天）心率（脉率）	120 ～ 140
婴儿（1 ～ 12 个月）心率（脉率）	110 ～ 130

中国公民健康素养 三字经（2024 年版）

年龄段	心率（脉率）
幼儿（2～3岁）心率（脉率）	100～120
学龄前（4～7岁）心率（脉率）	80～100
学龄中（8～14岁）心率（脉率）	70～90
成人正常心率（脉率）	60～100
成人理想心率（脉率）	55～70
成年男性心率（脉率）	50～95
成年女性心率（脉率）	55～95
老年人心率（脉率）	55～75

　　如果心率异常变化，如心律不齐，会测到心率和脉率不一致，脉率少于心率。心率异常变化与心脏疾病密切相关，如常伴有心悸、胸闷等不适感，应及早检查，以便针对性治疗。

第一章　基本知识和理念

09 防控传染病

···中国公民健康素养···

　　传染源、传播途径和易感人群是传染病流行的三个环节，防控传染病人人有责。

传染病，易传染，三环节，把病传。

人动物，传染源，要管理，很关键。

多途径，排病原，要切断，措施严。

易感者，有危险，要保护，莫等闲。

控疫情，防谣言，共担责，防传染。

传染病是指病原微生物和寄生虫感染人体后产生的、有传染性且在一定条件下可造成流行的疾病。

传染病流行三个环节

传染病可在人与人、动物与人或动物与动物之间相互传播。传染源、传播途径和易感人群是传染病流行必须具备的三个环节。科学研究证明，传染病能够在人群中流行，必须同时具备这三个基本环节。缺少其中任何一个环节，传染病就流行不起来。流行的强度大小取决于传染源的多少和病原微生物致病力的强弱、易感者的密度、传播途径实现概率大小。

传染源。是传染病的来源，是指携带并且能够排出病原微生物的人和动物，可以是患者、无症状感染者，也可以是受感染的动物。其体内有病毒、细菌、真菌或者寄生虫等病原体生长繁殖，并能将病原体排出体外，造成传染病传播和流行。

传播途径。是指病原微生物从传染源排出后进入易感人群所经过的途径。常见的传播途径有呼吸道传播、消化道传播、接触传播、虫媒传播、血液传播和母婴传播等。有些传染病可通过多种途径传播。

易感人群。是指最容易受到某种传染病的侵袭而易受感染的人群，这是因为他们对某种传染病缺乏免疫力。如儿童青少年、孕产妇、老年人及相关疾病患者等。

传染病防控三大措施

管理传染源、切断传播途径、保护易感人群是预防控制各类传染病的有效措施。根据传播方式、速度及对人类危害程度不同，将法定传染病分为甲类、乙类和丙类，实行分类管理。

管理传染源。这是防控传染病最有效的方式。不少传染病在开始发病前就已具传染性，而且发病初期传染性最强。因此，要加强疾病监测，使传染源早发现、早诊断、早隔离、早治疗，防止传染源进一步传播，对病原污染的物品和环境等进行有效的消毒或杀灭病原体。对未知传染源，要按照政府和专业机构的指导控制。

切断传播途径。主要包括隔离和消毒两种方式。隔离可让病原体没有感染健康人的机会，消毒可使病原体丧失感染健康人的能力。对于不同的传染病、不同的病原体，要根据不同的传播途径采用针对性的消毒或隔离措施。如经粪－口传播的消化道传染病主要针对患者排泄物、生活饮用水、食品及餐饮具等消毒；经空气传播的呼吸道传染病主要是正确佩戴口罩、开展环境空气消毒等。

保护易感人群。最经济最有效的方法就是让易感人群接种疫苗。因此，按照传染病防治法及预防接种管理条例，对适用对象使用针对性疫苗，提高机体的免疫力。不要让易感者与传染源接触，可保护易感人群免受传染源侵袭。平时要加强身体锻炼，保持充足休息，消除恐惧心理，增强自身的抗病能力。

■ 防控传染病 人人有责

传染病容易造成群体性发病，不仅会造成社会恐慌，而且会导致人们的日常生活出现混乱，给国家、社会和个人带来严重的危害。我们每个人都是传染病防控的主体，应承担防控传染病的责任。

主动预防。 坚持预防为主，要主动学习传染病防控知识，提高健康素养，加强健康管理，养成健康行为和生活习惯。尊重他人的健康权利和利益，不得损害他人的健康和社会公共利益。

沉着应对。 在传染病流行或暴发时，要沉着应对，关注政府部门官方权威信息，不信谣、不传谣、不造谣。主动避免传染病的传播，一旦怀疑自己感染，要做好个人防护，及时就医。

积极配合。 主动配合做好各项防控措施，积极配合相关的流行病学调查、隔离、疫苗接种和治疗等工作。

主动报备。 在重大传染病暴发或流行时，未经许可不要进入管控区域。如果出入传染病流行区域，要主动报备。尤其需要出境者，要了解目的地传染病流行情况，非必要不前往疫情严重国家和地区；入境时，如果所在国家或地区出现传染病流行，要主动报备。

遵守法规。 遵守《中华人民共和国传染病防治法》以及各地方颁发的传染病防控政策措施等相关法律规章，单位和个人因违法、违规而导致传染病传播、流行，给他人人身、财产造成损害的，将依法承担民事责任；构成犯罪的，依法追究刑事责任。

10 接种疫苗

・・・中国公民健康素养・・・

　　儿童出生后应按照免疫程序接种疫苗，成年人也可通过接种疫苗达到预防疾病的效果。

种疫苗，防疫病，最经济，效果明。
护儿童，必接种，按计划，守规程。
成年人，可接种，防疾病，防重症。

　　疫苗是指为了预防、控制疾病的发生、流行，用于人体免疫接种的预防性生物制品。接种疫苗不仅能够保护个体健康，还能阻断传染病的传播和流行。相对于患病后的治疗和护理，接种疫苗所花费的钱是很少的，因而是预防控制传染病最有效、最经济的措施。

疫苗分类

从是否自愿接种的角度，《中华人民共和国疫苗管理法》将疫苗分为免疫规划疫苗和非免疫规划疫苗。这两类疫苗不以是否免费作为区分标准。

免疫规划疫苗。免疫规划疫苗是指居民应当按照政府规定接种的疫苗。包括以下三类：

①国家免疫规划疫苗，即国家免疫规划确定的疫苗，现阶段国家免疫规划疫苗包括乙肝疫苗、卡介苗、脊髓灰质炎灭活疫苗、脊髓灰质炎减毒活疫苗、百白破混合疫苗、白破疫苗、麻疹、腮腺炎和风疹联合病毒活疫苗、乙脑减毒活疫苗、乙脑灭活疫苗、流脑A群多糖疫苗、A群C群流脑多糖疫苗、甲肝减毒活疫苗、甲肝灭活疫苗等。

②省、自治区、直辖市人民政府在执行国家免疫规划时，根据本行政区域疾病预防、控制需要增加的免疫规划疫苗种类。

③县级以上人民政府或者其卫生健康主管部门组织的应急接种或者群体性预防接种所使用的疫苗。

非免疫规划疫苗。非免疫规划疫苗是指由居民自愿接种的其他疫苗。

■ 儿童预防接种

预防接种是把疫苗接种在健康人的身体内使人在不发病的情况下产生抗体，获得特异性免疫。只有严格按照合理程序实施接种，才能充分发挥疫苗的免疫效果，使接种疫苗者获得和维持高度免疫水平，逐渐建立完善的免疫屏障，有效控制相应传染病的流行。

居住在中国境内的居民，依法享有接种免疫规划疫苗的权利，履行接种免疫规划疫苗的义务。监护人应当依法保证适龄儿童接种免疫规划疫苗。

国家对儿童实行预防接种证制度。在儿童出生 1 个月内，其监护人应到儿童居住地承担预防接种工作的接种单位或者出生医院为其办理预防接种证。监护人应妥善保管预防接种证，以便在儿童入托、入学时供托幼机构、学校查验预防接种证。对于未按照规定接种免疫规划疫苗的儿童，托幼机构、学校应当向当地承担预防接种工作的接种单位报告，并配合接种单位督促其监护人按照规定补种。

预防接种实行居住地管理，儿童离开原居住地期间，由现居住地承担预防接种工作的接种单位负责对其实施接种。

■ 成年人接种疫苗

疫苗在保护人的全生命周期健康中发挥着重要作用。各个年龄阶段都可能面临病原微生物感染的风险。尤其是身体抵抗力较差的人，如果不进行预防性接种疫苗，一旦接触某种传染性疾病的细菌、病毒或病原微生物，就有可能会引起严重疾病。

各年龄段人群都可以根据需要选择接种疫苗，使身体产生特异性抗体，达到预防相关疾病的目的。如适龄人群接种人乳头瘤病毒（HPV）疫苗可减少相关感染，有效预防宫颈癌等 HPV 相关疾病；慢性呼吸系统疾病患者和老年人接种流感疫苗可减少感染流感病毒的机会或减轻感染流感病毒后的症状；接种肺炎球菌多糖疫苗能够有效预防肺炎球菌感染引起的肺炎、菌血症、脑膜炎、中耳炎等疾病；接种带状疱疹疫苗可预防带状疱疹。

成人预防接种前需要明确是否有疫苗接种禁忌证，接种后需要观察身体症状，保持注射部位干燥。如果出现发热、皮疹、皮肤瘙痒、肌肉关节疼痛等不适表现时，建议及时就医诊断，避免延误治疗，导致症状加重。

接种免疫规划和/或非免疫规划疫苗可前往就近的接种单位。常见的接种单位包括社区卫生服务机构、卫生院、医院等，具体可咨询或查阅当地卫生健康部门或疾病预防控制机构发布的最新信息。

11 艾滋病、乙肝和丙肝

··· 中国公民健康素养 ···

艾滋病、乙肝和丙肝通过血液、性接触和母婴三种途径传播，日常生活和工作接触不会传播。

艾滋病，乙丙肝，三途径，把病传。
共针头，血传染；性滥交，不检点；
母染病，孕乳传；预防好，无危险。
不歧视，不讨厌，多关怀，爱心献。

艾滋病、乙肝、丙肝都是主要通过血液、性接触和母婴三种途径传播的传染病，目前没有特效药物可以治愈，已成为重大的社会问题和公共卫生问题。

■ 什么是艾滋病、乙肝、丙肝

艾滋病是因感染人类免疫缺陷病毒（human immunodeficiency virus，HIV）而引起的一种病死率极高的传染病。HIV 也称为艾滋病病毒，当病毒侵入人体后，可破坏人体免疫系统，使人逐渐丧失对各种疾病的抵抗力，导致人体各系统并发一系列感染及肿瘤，严重者可导致死亡。

乙肝是乙型病毒性肝炎的简称，它是因感染乙肝病毒（hepatitis B virus，HBV）而引起的一种传染病。携带乙肝病毒可导致肝损害，发生乙型肝炎或者肝硬化。

丙肝是丙型病毒性肝炎的简称，它是因感染丙肝病毒（hepatitis C virus，HCV）而引起的一种传染病。丙肝可导致肝脏慢性炎症坏死和纤维化，部分患者可发展为肝硬化甚至肝细胞癌。

■ 三种途径传播

艾滋病、乙肝、丙肝都是主要通过血液、性接触和母婴三种途径传播。

*血液传播。*血液传播是指含有病毒的血液经破损的皮肤、黏膜暴露而传播，或含有病毒的血液通过输血或者血液制品而传播。艾滋病病毒、乙肝病毒、丙肝病毒存在于感染者的血液中，可通过血液传播。与感染者共用针头和针具、输入感染者的血液或血成分、移植感染者的组织或器官都可造成传播，共用剃须刀和牙刷、文身和针刺也可能引起传播。因此，艾滋病病毒、乙肝病毒、丙肝病毒携带者要特别注意，不要让自己的血液（如外伤出血、月经血等）、唾液和其他分泌物污染周围环境，不要与他

人共用针头和针具，自己所用的剃须刀、洗漱用品等都不要与他人互相借用。

性接触传播。 性接触传播是指异性或同性之间无防护性行为引起的传播。艾滋病病毒、乙肝病毒、丙肝病毒存在于感染者的唾液、精液、阴道分泌物和其他分泌物中，通过同性之间或异性之间的肛交、口交、阴道性交等无防护性行为方式传播，性伴侣数量越多，感染率就越高。性传播已成为艾滋病的主要传播途径，逐步由易感染艾滋病的危险人群向一般人群传播，波及范围广，影响因素复杂，干预难度大。

母婴传播。 母婴传播是指感染病毒的母亲经胎盘或分娩将病毒传染给胎儿，也可以通过哺乳传染给婴儿。已感染艾滋病病毒、乙肝病毒、丙肝病毒的女性，在怀孕、分娩、哺乳期间可将病毒传染给胎儿或婴幼儿。婚前、孕前、产前检查和采取相关措施，可有效防控母婴传播。

■ 正常交往和工作不会传播

艾滋病病毒、乙肝病毒和丙肝病毒都不会通过空气、水或食物传播。在日常工作、学习和生活中，与艾滋病、乙肝和丙肝患者或感染者的一般接触不会被传染。艾滋病病毒、乙肝病毒和丙肝病毒不会经马桶圈、电话机、餐饮具、卧具、游泳池或公共浴池等公共设施传播，也不会通过咳嗽、蚊虫叮咬等方式传播。

正常工作接触不会传播艾滋病病毒、乙肝病毒和丙肝病毒，如公用工具、办公用具、一般社交礼仪上的接吻、拥抱、近距离交谈等都不会传播。

要消除对艾滋病病毒、乙肝病毒、丙肝病毒感染者和患者的歧视，维护他们的合法权益。包括公民合法的权利、社会福利、工作、学习、医疗和社会活动的权利，其子女入托、入学、就业权利不受限制。家庭和社会要以关怀和爱心相待，为他们营造一个友善、理解、健康的生活和工作环境，鼓励他们采取积极的生活态度并配合治疗，有利于提高其生活质量和生命质量。

■ 提高自我防范意识

主动了解艾滋病病毒、乙肝病毒、丙肝病毒的危害、防治知识和相关政策，自觉抵制卖淫嫖娼、聚众淫乱、吸食毒品等违法犯罪行为，不要有易感染艾滋病病毒、乙肝病毒、丙肝病毒的危险行为以及无保护性行为，不与他人共用针头和针具注射，不与他人共用剃须刀和牙刷，提倡负责任和安全的性行为。正确使用安全套可以显著降低感染艾滋病病毒、乙肝病毒、丙肝病毒和大多数性传播疾病的风险。

发生易感染艾滋病病毒的危险行为或无保护性行为后，要主动自愿咨询和检测，并及时采取专业的防控措施。

得知自己感染艾滋病病毒、乙肝病毒、丙肝病毒或其他性传播疾病后，应主动告知性伴或配偶，并采取适当的防控措施。艾滋病/性病患者或感染者故意隐瞒病情而导致他人感染，甚至故意传播艾滋病/性病，是一种违法行为，将依法承担民事赔偿责任；如果构成犯罪，将依法追究刑事责任。

要充分认识疫苗对于预防疾病的重要作用，接种疫苗是预防疾病最安全有效的措施。

12 肺结核易传播

出现咳嗽、咳痰2周以上，或痰中带血，应及时检查是否得了肺结核；坚持规范治疗，大部分肺结核患者能够治愈。

肺结核，飞沫传，讲卫生，防传染。
超两周，咳嗽痰，或痰血，早诊断。
密接者，最易感，规范治，疗效显。

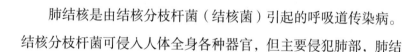

肺结核是由结核分枝杆菌（结核菌）引起的呼吸道传染病。结核分枝杆菌可侵入人体全身各种器官，但主要侵犯肺部，肺结

核是最为常见的结核病。

结核分枝杆菌经飞沫传播

结核分枝杆菌主要通过患者咳嗽、吐痰、打喷嚏、大声说话时喷出的飞沫传染他人。人类对结核菌普遍易感，感染结核菌后是否发病主要取决于人体抵抗力和结核菌毒力。健康人吸入带有结核分枝杆菌的飞沫即可能发生感染，并可能进一步发展为肺结核病，而感染或发病与否还取决于人体免疫力、结核分枝杆菌数量和毒力等因素，只有当身体抵抗力降低或结核分枝杆菌毒力强时，才发展为结核病。

预防肺结核

肺结核可防可治。儿童接种疫苗，践行健康生活，坚持规范治疗，这些都是防治肺结核的有效措施。

儿童接种疫苗。卡介苗是一种用于预防儿童结核病的疫苗，属于免疫规划疫苗，由政府免费提供。为了预防肺结核，新生儿一般需在出生后 24 小时内完成接种，因此，卡介苗被称为"出生第一针"。出生时因健康等原因未接种卡介苗或接种没有成功的婴幼儿争取在 12 月龄内完成接种或补种。

践行健康生活。平时树立健康意识，养成健康生活行为和生活方式，加强身体锻炼，坚持合理膳食，做好控烟限酒，保持心情愉快，增强自身免疫力。工作、生活场所要注意通风，防止结核菌经飞沫传播。咳嗽、打喷嚏时，要用衣袖或纸巾捂住口鼻，或用胳膊肘弯处遮掩口鼻。不要随地吐痰。与肺结核患者接触，或出入有较高传染风险的场所（如医院、结核科门诊等）时，建议正确佩戴医用口罩。

坚持规范治疗。具有传染性的肺结核患者应当坚持规范治疗，这是控制肺结核传播和流行的最有效措施。

■ 早期诊断可提高治愈率

咳嗽、咳痰 2 周以上或痰中带血是肺结核的可疑症状，应及时到正规医疗机构就诊。早期诊断和规范治疗可以提高治愈率，减少或避免传染他人。

如果怀疑得了肺结核，应尽快到所在地结核病防治机构就诊。

肺结核患者的家属，同班、同宿舍同学，同办公室同事或经常接触的好友等密切接触者，最容易感染肺结核，应及时到定点医疗机构进行结核杆菌感染和结核病筛查。

■ 免费查治肺结核

我国对肺结核患者实行一定的免费检查和免费抗结核药物治疗。患者可到所在地的结核病防治机构接受免费检查和治疗。

对于慢性难治的结核病患者，在开始治疗以前需要测定痰中培养出的结核分枝杆菌对哪些药物敏感，然后选用敏感的药物。

痰中没有查出结核分枝杆菌的肺结核患者，可以参加正常的社会活动，我们对肺结核患者应该给予关怀和照顾，不应该歧视。

■ 坚持规范治疗

只要肺结核患者树立信心，坚持规范治疗，绝大多数结核病患者可以治愈。如果不规范治疗，自行停药、间断服药或减少药品种类和剂量，不仅容易导致治疗失败，还可能引起结核菌耐药。

由于耐药结核病的诊断复杂，治疗困难，耐药结核病患者遭受痛苦更多，治疗时间更长，治疗费用更高，治疗效果不佳。耐药结核菌可传播给健康人群，造成耐药结核病的流行，会对社会公共卫生造成巨大影响。因此，耐药结核病对个人、家庭及社会均造成巨大的经济压力。

肺外结核病，如淋巴结核、皮肤结核、骨关节结核等，同样具有传染性，且病变部位分布广泛、临床表现复杂多样，也应接受规范的诊断、治疗和管理。

千万不要听信某些不负责任的宣传，不要乱用非正规治疗的药物，一定要按照正规的治疗方案坚持全程正规治疗。

■ 肺结核患者的注意事项

肺结核患者应注意保持良好的卫生习惯。家中有传染性肺结核患者时应采取适当的隔离措施，最好住在单独的、光线充足的房间，经常开窗通风。不要随地吐痰，咳嗽或打喷嚏时使用纸巾、手帕遮挡口鼻，减少肺结核的传播。不要对着他人大声说话、咳嗽或打喷嚏。

传染期肺结核患者应尽量避免去公共场所，必须外出时一定要佩戴口罩，避免乘坐密闭交通工具。

吸烟会加重咳嗽、咳痰、咯血等症状，大量咯血可危及生命。抗结核药物大部分经肝脏代谢，并且对肝脏有不同程度的损害，饮酒会加重对肝脏的损害，降低药物疗效，因此，在治疗期间应严格戒烟、禁酒。

要注意休息，避免重体力活动，加强营养，多吃奶类、蛋类、瘦肉等高蛋白食物，还应多吃绿叶蔬菜、水果以及杂粮等富含维生素和无机盐的食品，避免吃过于刺激的食物。

13 预防狂犬病

·····中国公民健康素养·····

家养犬、猫应接种兽用狂犬病疫苗；人被犬、猫抓伤、咬伤后，应立即冲洗、消毒伤口，并尽早注射狂犬病人免疫球蛋白（或血清或单克隆抗体）和人用狂犬病疫苗。

狂犬病，动物传，养宠物，防传染。

要注册，管理严，要防疫，做体检。

遛宠物，用绳牵，随手清，大小便。

抓咬伤，消毒先，打疫苗，莫等闲。

狂犬病是由狂犬病病毒引起的急性传染病，主要由携带狂犬病病毒的犬、猫等动物咬伤或抓伤所致，一旦发病，病死率达

100%。但狂犬病是可以预防的。

养宠物要预防狂犬病

不是只有犬类才能传染狂犬病，凡是带有狂犬病毒的动物，如狗、猫、蝙蝠等都可传染狂犬病。所以，家养犬、猫以及其他宠物都要预防狂犬病。

宠物饲养者应主动登记注册，做好宠物体检，为宠物接种兽用狂犬病疫苗，严加管理，防止犬、猫等宠物发生狂犬病并传播给人。

带犬外出时，要系犬绳，或给犬戴上笼嘴，防止伤人；并随手清理宠物的大小便，保持环境卫生。要教育儿童，不要随意招惹犬、猫等动物，尽量避免与流浪动物的接触，以免被抓咬伤而染病。

被宠物抓咬伤应尽快进行伤口处置，接种疫苗。尤其是首次暴露后的狂犬病疫苗接种越早越好。

不要长期、固定地投食喂养流浪猫，形成事实上的收养关系。流浪猫对投食喂养者会产生依赖而变得温顺，如果其他人接触流浪猫时就容易遭受流浪猫攻击而受到伤害。

被动物抓咬伤后可分级处置

狂犬病暴露是指被患有狂犬病、疑似狂犬病或者不能确定是否患有狂犬病的宿主动物咬伤、抓伤、舔舐黏膜或者破损皮肤处，及开放性伤口、黏膜直接接触可能含有狂犬病病毒的唾液及组织。

人被犬、猫抓伤咬伤（或破损伤口被舔）后，可根据狂犬病暴露情况分级处置。

根据接触方式和暴露程度，狂犬病暴露分为以下三级：

一级暴露。是指单纯接触犬、猫等动物及其分泌物或排泄物，或者完好的皮肤被舔舐。需要及时清洗暴露部位，无须进行医学处置。

二级暴露。是指裸露的皮肤被动物抓伤、擦伤、咬伤，但无明显出血的伤口；或已闭合但未完全愈合的伤口被动物舔舐，或接触其分泌物或排泄物。应处置伤口并接种狂犬病疫苗。狂犬病疫苗一定要按照程序按时、全程接种。

如果确认为二级暴露且严重免疫功能低下者，或者二级暴露者其伤口位于头面部且不能确定致伤动物健康状况时，则按照三级暴露处置。

三级暴露。是指被动物严重咬伤、抓伤且有明显伤口或明显出血；单处或者多处贯穿性皮肤咬伤或者抓伤；破损皮肤被动物舔舐；开放性伤口、黏膜被动物唾液或者组织污染；或者直接接触蝙蝠。判定为三级暴露者，应对伤口进行冲洗、消毒等处置，并注射狂犬病人免疫球蛋白（或血清或单克隆抗体）和接种狂犬病疫苗；如果使用单克隆抗体，应按照批准剂量使用。

■ 伤口处置越早越好

狂犬病潜伏期无任何征兆，高风险动物暴露后，立即开展暴露后处置是唯一有效的预防手段。因此，被动物抓咬伤后要立即处置伤口，越快越好。儿童被动物抓咬伤后，要立即向家长或老师报告，以便及时处置。伤口处置包括彻底冲洗和规范清创处置。

对于二级和三级暴露，彻底处理伤口非常重要，包括对伤口内部进行彻底的冲洗、消毒以及后续的外科处置。

伤口冲洗。用肥皂水（或者其他弱碱性清洁剂、专业冲洗液）和一定压力的流动清水交替彻底冲洗所有咬伤和抓伤处约 15 分钟，然后用生理盐水将伤口洗净，最后用无菌脱脂棉将伤口处残留液吸尽，避免在伤口处残留肥皂水或者清洁剂。较深伤口冲洗时，可用注射器或者专用冲洗设备对伤口内部进行灌注冲洗，做到全面彻底冲洗伤口。

消毒处理。用碘伏涂擦或消毒伤口内部；如伤口碎烂组织较多，应首先予以清创。随后立即到正规医疗机构进行伤口处置、疫苗接种。

■ 再次暴露后处置

再次暴露是指在接种狂犬病疫苗过程中，再次被动物抓咬伤。处置办法为：继续按照原有程序完成剩余剂次的接种；全程接种后 3 个月内再次暴露者一般不需要加强接种；全程接种后 3 个月及以上再次暴露者，应在当天和第 3 天各加强接种 1 剂次疫苗。按暴露前（后）程序完成了全程接种狂犬病疫苗者，除严重免疫功能低下者外，无须使用被动免疫制剂。

14 除四害讲卫生

· · ·中国公民健康素养· · ·

蚊子、苍蝇、老鼠、蟑螂等会传播多种疾病。

蚊蟑螂，鼠苍蝇，此四害，传疾病。

齐动员，讲卫生，四害除，人康宁。

　　蚊子、苍蝇、老鼠、蟑螂等虫媒生物被人们称为"四害"，它们能直接或间接传播多种疾病，可引起人群感染，导致疾病的传播和流行，造成感染人群发病甚至死亡。

■ 蚊 子

蚊子可以传播疟疾、乙脑、登革热、寨卡病毒等疾病。要做好灭蚊防蚊措施，包括保持环境卫生，消除蚊子滋生地。蚊幼虫生活在水中，如水沟、潮湿地、杂草、废弃盆罐等处，要清理环境中的各类积水，如盆罐倒置、花瓶最好每周换水2次，无法清理的积水可定期投放杀蚊幼剂。根据实际情况选用纱门、纱窗、蚊帐、蚊香、驱避剂等防蚊灭蚊用品，防止蚊子叮咬。到蚊媒传染病流行区旅游时，应注意旅游特别警告，认真做好防护措施。

疟疾。俗称"打摆子"，是一种因感染疟原虫引起的常见寄生虫病。主要表现为周期性规律发作全身发冷、发热、多汗，长期多次发作后，可引起贫血和脾肿大。预防疟疾的主要措施就是防蚊灭蚊、治疗患者和无症状带虫者。

乙脑。乙脑是流行性乙型脑炎的简称，是一种由乙型脑炎病毒经蚊子叮咬引起的急性传染病。主要流行于夏、秋季，多发生在南方地区。患者多为10岁以下儿童，临床表现为发病急、高热、意识障碍、惊厥等，病死率相当高。接种疫苗可以有效预防本病。

登革热。是一种由登革病毒经蚊子叮咬引起的急性传染病。临床表现为起病急骤、高热、头痛、肌肉和骨关节剧烈疼痛，部分患者出现皮疹、出血倾向、淋巴结肿大、白细胞计数减少、血小板减少等。预防措施就是做好防蚊灭蚊工作，配合有关部门对疫点、疫区进行紧急灭蚊，注意尽量避免进入登革热流行区。

寨卡病毒。是一种新出现的通过蚊虫叮咬传播的虫媒病毒，该病毒活动一直比较隐匿，已经在非洲、美洲、亚洲和太平洋地区发生疫情。常见症状为轻微发热、皮疹和结膜炎，其病情通常较温和，症状通常持续 2～7 天。目前尚无特效治疗办法及疫苗。最佳预防方式就是采取保护措施，避免蚊虫叮咬。

■ 苍 蝇

苍蝇可污染食物，传播霍乱、痢疾、伤寒等消化道疾病。要注意保管好食物，尤其是对熟食尽可能使用冰箱、防蝇罩保管，防止苍蝇叮爬。做好环境卫生，管理好垃圾、粪便、污物，消除苍蝇滋生地，可有效控制苍蝇数量，这些措施包括不乱丢垃圾，生活垃圾袋装化，及时清运垃圾；要使用卫生厕所，保持厕所清洁卫生；不随地大小便；处理好宠物粪便等。安装纱门、纱窗、防蝇门帘等防蝇设施，可阻断苍蝇入室途径。优先使用苍蝇拍、灭蝇灯、粘蝇纸（带、绳）等物理方法灭蝇。

消化道疾病。是由各种病原体经口侵入肠道并能由粪便排出病原体的一类疾病，如霍乱、痢疾、伤寒、副伤寒、腹泻、轮状病毒肠炎、诺瓦克样病毒性胃肠炎、手足口病、脊髓灰质炎、甲型肝炎等。主要经过水、食物、日常生活接触和苍蝇等途径传播。主要临床表现为呕吐、腹痛、腹泻、恶心、失水及全身不适等，可引起脱水等并发症，严重者会危及生命。

主要有以下预防措施：

①饭前便后洗手。

②要喝开水或直饮水，不吃变质和不卫生的食物。

③不用未经消毒的河水、井水刷牙、漱口，不食用未经清洗的瓜果、食物等。

④食品生熟分开存放，厨具要生熟分开，食物要烧熟煮透，生拌凉菜要用开水焯一下，尤其不要生吃河鲜、海鲜。

⑤做好垃圾及污水的处理，灭蝇、灭蟑。

老 鼠

老鼠可以传播鼠疫、流行性出血热、钩端螺旋体病等多种疾病。要加强环境整治，定期清理垃圾和杂物，减少老鼠的藏身之地。食物保管要避免暴露在空气中，减少老鼠的食物来源，防止老鼠对食物的偷食和污染。经常检查房屋、建筑物等周围环境是否有缝隙或洞穴，及时封堵孔洞，安装防鼠门、防鼠网，防止老鼠侵入。设置捕鼠夹、捕鼠笼、粘鼠板等捕鼠工具捕捉老鼠。还可使用安全、高效的药物灭鼠，但不要购买和使用国家明令禁止使用的"毒鼠强""氟乙酰胺"等剧毒鼠药，要注意灭鼠药的保管和使用方法，防止人畜中毒。特别是在春天和秋天老鼠繁殖的高峰期，如果发现有老鼠活动或繁殖的迹象，需要及时采取措施。

鼠疫。是由鼠疫杆菌引起的烈性传染病。主要通过染菌的鼠蚤叮咬，或经呼吸道、消化道、皮肤黏膜接触传播，具有极强的传染性，死亡率高。主要临床表现为突发高热，淋巴结肿大，剧痛，咳嗽，咯血痰，头痛，全身疼痛、乏力，严重者呼吸困难、休克、昏迷，甚至死亡。预防措施主要是灭鼠灭蚤，控制鼠疫；对来自疫区的人员、货物及工具等进行检疫和灭鼠灭蚤；对接触过患者的人员需进行医学观察、应急接种和预防服药。

流行性出血热。是由汉坦病毒引起的自然疫源性急性传染病。主要传染源为鼠类，经呼吸道、消化道、接触、母婴等途径传播。主要临床表现为突然发热、"三痛"（头痛、腰痛、眼眶痛）、"三红"（颜面、颈、胸部潮红）、皮肤黏膜出血、蛋白尿等。预防措施主要是避免接触鼠类及其排泄物；深埋或焚烧死鼠时戴手套和用器具；重视饮食、饮水卫生，不裸露摆放食物等。

钩端螺旋体病。是由钩端螺旋体感染而引起的急性动物源性传染病。传染源为老鼠、猪、牛、狗等野生和家养的动物。主要通过接触疫水经皮肤（特别是有损伤者）或黏膜感染。主要临床表现为急性发热、乏力、结膜充血、肌肉酸痛、淋巴结肿大，严重者可出现黄疸、肺出血、肾损害、脑膜脑炎的症状。预防措施主要是对同时间、同地区接触同一疫源地的高风险人群进行预防性用药；对将进入钩端螺旋体病疫源地的易感人群，提前15天进行预防接种；加强家畜和宠物管理，做好灭鼠工作。

蟑 螂

蟑螂可以携带痢疾、伤寒等多种病原菌，可通过污染食物传播疾病，其排泄物与尸体中的蛋白可诱发人的过敏性鼻炎和哮喘。蟑螂多生活在温暖、潮湿、食物丰富的环境中，具有较高繁殖力，可四季繁殖、活动。搞好室内外卫生，保持室内干燥、清洁，及时修理漏水的管道或水龙头，可以减少蟑螂的滋生。要将食物密闭存放，餐具冲洗干净，炉灶保持清洁，及时清理餐厨垃圾，清除地板上的食物残渣，可减少蟑螂藏身的场所。蟑螂经常出没在厨房、餐厅、卫生间和下水道沿墙脚和管道出口处，可使用杀蟑毒饵等药物或黏蟑纸杀灭蟑螂。发现蟑螂隐蔽的栖息处，可注入开水进行烫杀。

过敏性鼻炎。蟑螂的粪便、甲壳含有引起变态反应的抗原物质，可刺激人体引起异常的、有害的、病理性的过敏反应，如打喷嚏、流清水样鼻涕、鼻痒、鼻塞等，可伴眼部或耳朵痒、灼热感等。预防措施主要是消灭蟑螂、尘螨等。

支气管哮喘。简称"哮喘"。大多数哮喘患者属于过敏体质，蟑螂的粪便、甲壳含有引起变态反应的抗原物质，可刺激人体引起哮喘，多在夜间、清晨发作或加剧，多数患者可自行缓解或经治疗缓解。哮喘病程长且反复发作，导致误工误学，影响儿童生长发育和患者生活质量，如治疗不及时、不规范，哮喘可能致命。规范化治疗可使约80%的哮喘疾病得到良好控制，患者的工作生活几乎不受疾病的影响。

15 预防动物源性疾病

· · · 中国公民健康素养 · · ·

不加工、不食用病死禽畜。不猎捕、不买卖、不接触、不食用野生动物。

动物源，藏疫情，多警惕，多防控。

死禽畜，可传病，不剥食，不加工。

野动物，带病原，不猎捕，不食用。

动物死，要报警，不接触，处理净。

许多疾病可通过动物传播给人，如炭疽、狂犬病、高致病性禽流感、布鲁氏杆菌病、棘球蚴病（包虫病）、绦虫病、囊虫病、血吸虫病等。要预防动物源性疾病，不加工、不剥食病死禽畜；不猎捕、不买卖、不接触、不食用野生动物。

■ 预防动物源性疾病

人类有许多传染病来自动物，包括家畜和野生动物。我们把由动物传播给人类的疾病称为动物源性传染病。

禽畜和野生动物身上都带有细菌、病毒或寄生虫等多种病原体，人通过接触携带病毒的动物或暴露于被病毒污染的环境，容易感染动物源性疾病。许多人畜共患病、虫媒传染病、呼吸道传染病等可以通过野生动物、鸟类、水生动物以及家畜、家禽和宠物等动物传播。

因此，要高度重视预防动物源性疾病，做到选择新鲜、安全、合法途径的动物食品原料，加工时做到生、熟分开，接触禽畜或禽畜食品后要洗手。不接触病畜、病禽，不加工、不剥食病死或死因不明或未经卫生检疫合格的禽畜肉。不吃生的或未煮熟煮透的禽畜肉和水产品。尽量避免接触野生禽鸟或进入野禽栖息地，不猎捕、不买卖、不接触、不食用野生动物。尽量避免直接接触任何动物，特别是来历不明的动物。食用野生动物违反相关法律法规。

对虫媒传染病，应采取药物或其他措施以防虫、杀虫、驱虫；对某些寄生虫病，如针对血吸虫病，应当采取查灭虫、查治病、管水、管粪、个人防护等综合措施；在血吸虫病流行区，应做好血吸虫病监测和防治工作，尽量避免接触疫水，接触疫水后，应及时进行血吸虫病检查或接受预防性治疗。

早发现、早诊断、早报告、早隔离、早治疗是预防动物源性疾病传播的主要措施。

■ 不要投食喂养野生动物

一些人总以为野生动物觅食困难，非常可怜，便进行投食喂养，尤其是带着孩子去献爱心。殊不知，泛滥的爱心投喂是完全错误的行为。野生动物需要我们尊重它们的天性，保持与它们的合理距离，不要投食喂养野生动物，这是不接触野生动物最重要的基本要求。

投食喂养野生动物主要有以下危害：

①可能会导致动物源性疾病在人与动物、宠物与野生动物之间的相互传播。

②引发动物行为变化，如在公路上寻求食物导致车祸、误判人的行为和动作而采取攻击行为。

③野生动物有自己的野外觅食方式和生活习性，无须人类干预，其一旦接受投喂，就容易养成依赖投喂的习惯而丧失原来的觅食能力，导致它们难以在自然环境下自我生存。

④破坏野生动物之间的食物链，打破它们原有的自然平衡，影响食物链上其他的生物，对整个生态系统造成难以逆转的破坏。

⑤投喂的食物大多含有对野生动物有害的成分，如高糖、高盐、油炸、高热量，具有添加剂、防腐剂等，会对动物的消化系

统和健康造成严重损害。

发现需要救助的野生动物，最好的办法就是联系当地的野生动物救助中心，或者拨打"110"报警处理。

■ 发现病死禽畜要报告

任何单位和个人发现禽畜类出现发病急、传播迅速、死亡率高等异常情况，应及时向当地农业农村畜牧兽医主管部门或动物疫病预防控制机构报告。对病死禽畜，要配合相关部门按要求进行无害化处理，对被病死禽畜污染的场地要彻底消毒，防止动物源性疾病的传播。

若接触过病死禽畜并有高热、肌肉酸痛等不适症状，应及时到医院发热门诊（或指定门诊）诊治并隔离。医院或社区健康（卫生）服务机构发现疑似动物源性疾病病例必须及时转诊和上报。

确诊为动物源性疾病的患者要及时接受规范治疗，其家人和密接者要采取必要的隔离措施。

16 高血压
自我管理

···中国公民健康素养···

　　关注血压变化，控制高血压危险因素，高血压患者要做好自我健康管理。

　　说血压，有高低，多关注，知病机。

　　危险因，要控制，自测压，自管理。

　　少食盐，少油腻，戒烟酒，善饮食。

　　控体重，塑形体，控情绪，健心理。

　　服用药，贵坚持，心脑肾，防病疾。

高血压是最常见的慢性病，长期高血压可引起心、脑、肾并发症，严重危害健康和生命。

■ 关注血压变化

血压值用"毫米汞柱"（mmHg）表示。成年人的血压正常值为收缩压 ≥ 90mmHg 且 < 140mmHg，舒张压 ≥ 60mmHg 且 < 90mmHg。如果收缩压达到 120 ～ 139mmHg 或舒张压达到 80 ～ 89mmHg 时，称"血压正常高值"。

在未使用降压药物的情况下，非同日 3 次诊室血压测量收缩压 ≥ 140mmHg 和 / 或舒张压 ≥ 90mmHg，可诊断为高血压。患者有高血压病史，目前正在服用抗高血压药物，血压虽低于 140/90mmHg，仍诊断为"高血压"。

根据收缩压 / 舒张压数值大小，《中国高血压防治指南（2023年版）》将高血压分为三类（见表 1-2）。

表 1-2　高血压诊断标准

单位：毫米汞柱（mmHg）

分　类	收缩压	和	舒张压
血压正常值	<120	和 / 或	<80
血压正常高值	120 ～ 139	和 / 或	80 ～ 89
1 级高血压（轻度）	140 ～ 159	和 / 或	90 ～ 99
2 级高血压（中度）	160 ～ 179	和 / 或	100 ～ 109
3 级高血压（重度）	≥ 180	和 / 或	≥ 110
单纯收缩期高血压	≥ 140	和	<90

中国公民健康素养 三字经 （2024年版）

◼ 控制高血压危险因素

患高血压的危险因素主要包括超重或肥胖、高盐饮食、体力活动不足、吸烟、过量饮酒、精神紧张、工作压力大以及心脑血管疾病等，具备上述危险因素之一，即为高血压高危人群。对这些危险因素采取干预措施有利于高血压的防控。

健康行为和生活方式是防治高血压的基础，应长期坚持。高血压患者要坚持健康行为和生活方式，包括减少食盐摄入、坚持合理饮食、规律运动、控制体重、戒烟限酒、心理平衡等。改善生活方式不仅可以治疗高血压，还有助于防治肥胖、糖尿病、高血脂等。

◼ 做好自我健康管理

高血压患者及高危人群要增强自我保健意识，主动学习高血压知识，对疾病有全面正确认识，学会自我健康管理，采取健康生活方式，积极治疗，促进身体康复，提高生活质量。

坚持规范服药。高血压的治疗必须坚持长期、综合、全面的原则。高血压患者应遵医嘱服药，按期复查。除关注血压水平外还要关注是否存在其他心血管疾病危险因素，预防心、脑、肾并发症的发生。

家庭自测血压。一般每周测血压 3 天，每天测量 2 次（每天早上 6～9 点和晚上 6～9 点各测量 1 次），每次测量 2～3 次。血压达标者，建议每周测量 1 天。变更治疗方案或血压极不稳定者，建议每天测量血压，连续测量 2～4 周。发现脉压有异常变

第一章 基本知识和理念

69

化时，应及时告知医生，以便进一步诊断治疗。正确测量血压的方法参见本书健康素养第 57 条、血压正常值参见本书健康素养第 8 条。

严格控制血压。普通高血压患者的血压均应严格控制在 140/90mmHg 以下；高血压合并糖尿病、冠心病、心力衰竭、慢性肾脏疾病伴有蛋白尿的患者，如能耐受，血压应降至 130/80mmHg 以下；65～79 岁的患者血压降至 150/90mmHg 以下，如能耐受，血压可进一步降至 140/90mmHg 以下；80 岁及以上的患者血压降至 150/90mmHg 以下。

健康生活方式。高血压患者及高血压高危人群要践行健康的生活方式，做到合理膳食、控制体重、戒烟限酒、适量运动、减轻精神压力、保持心理平衡。尤其要清淡饮食，适当增加纤维素的摄入；少油、少盐、少糖，多吃新鲜蔬果，减少食盐摄入（包括酱油、酱、蚝油、腐乳、味精、鸡精等调味品和食物本身所含的盐量），高血压高危人群每日食盐摄入量不超过 5 克，已确诊的高血压患者每人每天食盐摄入量不超过 3 克。

科学控制体重。建议心脑血管疾病高危人群根据风险评估情况，在医生的指导下进行有氧耐力运动，如健步走、慢跑、游泳、打太极拳等，运动量一般应达到中等强度，注意运动频率、每次运动时间，循序渐进，科学控制体重，以利于防控高血压。

防范卒中发生。血压越高，卒中风险越高。降低血压，控制血脂，保持健康体重，可降低卒中风险。建议房颤患者遵医嘱采用抗凝治疗。

配合家庭医生。 根据国家基本公共卫生服务规范要求，社区家庭医生开展慢性病健康管理服务，高血压患者及高危人群要主动配合，积极参与。社区卫生服务机构、乡镇卫生院（村卫生室）为辖区内 35 岁及以上常住居民中的原发性高血压患者提供健康管理服务，包括免费测量血压、提供健康指导等。35 岁及以上居民，血压正常者应至少每年测量 1 次血压，高血压高危人群至少每 6 个月测量 1 次血压，并接受医务人员的健康指导。高血压患者每年至少接受 4 次面对面随访，并在社区家庭医生的指导下做好自我健康管理。

17 糖尿病自我管理

···中国公民健康素养···

关注血糖变化，控制糖尿病危险因素，糖尿病患者要做好自我健康管理。

说血糖，解疑惑，要关注，防病魔。

尿食饮，数量多，减体重，或瘦弱。

危险因，坏生活，不控制，成病祸。

糖尿病，受折磨，管理好，靠自我。

糖尿病是因胰岛素分泌或作用缺陷引起的、以血糖增高为特征的代谢性疾病。糖尿病分为 1 型糖尿病和 2 型糖尿病。1 型糖尿病指的是胰岛素分泌不足，常在幼年和青少年阶段发病。2 型糖尿病是一种胰岛素利用不足或效率降低导致的慢性疾病，常见于成年人，也叫成人发病型糖尿病。由于 2 型糖尿病是我国最常见的糖尿病类型，因此，人们常常将 2 型糖尿病简称为糖尿病。

■关注血糖变化

血清中的糖称为血糖，绝大多数情况下是葡萄糖。体内各组织细胞活动所需的能量大部分来自葡萄糖，血糖必须保持一定的水平才能够维持体内各器官和组织的需要，所以要关注血糖变化。

血糖和低血糖。血糖值用毫摩尔 / 升（mmol/L）表示。成年人正常空腹血糖低于 6.1mmol/L。对于非糖尿病患者来说，低血糖症的诊断标准为血糖低于 2.8mmol/L，而接受药物治疗的糖尿病患者只要血糖＜ 3.9mmol/L 就属于低血糖。

糖尿病前期。如果 6.1mmol/L ≤空腹血糖＜ 7.0mmol/L，或 7.8mmol/L ≤糖负荷 2 小时血糖＜ 11.1mmol/L，则为"糖调节受损"，也称"糖尿病前期"，是糖尿病的极高危人群。

糖尿病诊断标准。出现典型的糖尿病症状加上空腹血糖≥ 7.0mmol/L 或随机血糖≥ 11.1mmol/L，或口服 75 克葡萄糖负荷后 2 小时血糖≥ 11.1mmol/L，或糖化血红蛋白≥ 6.5%，可诊断为糖尿病。没有糖尿病典型症状者，如果有两次以上的血糖达到糖尿病诊断标准，就可以诊断为糖尿病（见表1-3）。

表 1-3　糖尿病诊断标准

单位：毫摩尔/升（mmol/L）

血　糖	正常值	糖尿病前期	糖尿病
空腹血糖（FBG）	＜6.1	6.1～7.0	≥7.0
糖负荷2小时血糖（2hPG）	＜7.8	7.8～11.1	≥11.1
糖化血红蛋白（GHb、HbA1c）			≥6.5%
随机血糖（RBG）			≥11.1

■ **糖尿病的症状**

　　糖尿病的典型症状表现为"三多一少"，即烦渴多饮、多尿、多食和不明原因的体重减轻、乏力，部分患者无典型症状。

　　高血糖是多尿、多饮的主要原因。水平过高的血糖随尿液排出体外，大量的尿液排出必然引起体液的丢失，引起口渴。如果糖尿病患者因为担心多尿、多饮，而不饮水或少饮水，这是十分危险的，会加重高血糖甚至引起昏迷，乃至死亡。

　　由于胰岛素绝对或相对减少，或胰岛素抵抗，机体不能充分利用葡萄糖产生能量，导致脂肪和蛋白质分解加强，消耗过多，糖尿病患者体重逐渐下降，乃至出现消瘦。

　　有些糖尿病患者无典型症状，但经常出现皮肤瘙痒、反复泌尿系感染、伤口不容易愈合等情况，应尽早检测血糖。

■控制糖尿病危险因素

糖尿病危险因素主要有：处于糖尿病前期、超重或肥胖、高血压、心血管疾病、血脂异常、脂肪肝、糖尿病家族史、妊娠糖尿病史、巨大儿（出生体重≥4kg）生育史等。具备上述因素之一者即为糖尿病高危人群。

糖尿病患者及糖尿病高危人群要注意保持健康的生活方式，做到合理膳食、适量运动、戒烟限酒、心理平衡，并接受糖尿病健康教育和针对性的健康指导，控制血糖及相关危险因素。

糖尿病患者要预防和减少并发症。糖尿病患者常伴有脂肪、蛋白质代谢异常，长期高血糖可引起眼、心、血管、肾、神经等多种器官损害或功能衰竭，导致残疾或者过早死亡。糖尿病常见并发症包括卒中、心肌梗死、视网膜病变、糖尿病肾病、糖尿病足等，给个人、家庭和社会带来沉重的负担。

■做好自我健康管理

糖尿病患者应当加强自我健康管理，增强自我保健意识，采取健康生活方式，积极治疗，控制和消除危险因素，从而有效控制血糖，延缓并发症的发生发展，提高生活质量。

健康教育。主动学习糖尿病防治知识，对疾病有全面正确认识，正确求医用药，能根据病情和需求选择医疗机构。

规范服药。糖尿病患者应遵医嘱用药，不突然停药，有效控制血糖，定期就诊复查，预防和减少并发症。

自我监测。掌握家庭自测血糖的方法，做好血糖自我监测。对于曾经被检查有"血糖异常"或怀疑有血糖异常的人，建议定期检查"糖化血红蛋白"。对中老年人定期进行健康体检，除常规检查空腹血糖，还应重视餐后 2 小时血糖测定。

健康生活。糖尿病患者及糖尿病高危人群要践行健康生活方式，做到合理膳食、科学运动、不吸烟、不喝酒、规律生活、保持心理健康。要以改善生活方式为基础控制血糖、血压、血脂和体重。

科学运动。运动锻炼在糖尿病患者的综合管理中占重要地位。糖尿病患者应在专业人员指导下进行运动锻炼，每周至少应进行 150 分钟中等强度有氧运动，如步行、慢跑、游泳，打太极拳、乒乓球、羽毛球、高尔夫球，跳广场舞等。为保证运动治疗的安全性和科学性，应制定个体化的运动处方，运动前后要加强血糖监测，防止低血糖和跌倒摔伤。不建议老年患者参加剧烈运动。血糖控制极差且伴有急性并发症或严重慢性并发症时，不宜采取运动疗法。

合理饮食。糖尿病患者的饮食可参照《中国糖尿病膳食指南》，做到合理饮食，主食定量（摄入量因人而异），建议选择低血糖生成指数（GI）食物，全谷物、杂豆类占主食摄入量的1/3；建议餐餐有蔬菜，两餐之间适量选择低 GI 水果；每周不超过 4 个鸡蛋或每两天 1 个鸡蛋，不弃蛋黄；奶类、豆类天天有；零食加餐可选择少许坚果；烹调注意少油、少盐，食盐摄入量限制在每天 5 克以内，合并高血压的患者可进一步限制盐的摄入量；推荐饮用白开水，不饮酒；进餐定时定量，少食多餐；进餐顺序宜为先吃蔬菜、再吃肉类、最后吃主食。糖尿病患者容易缺乏 B 族维生素、维生素 C、维生素 D 以及铬、锌、硒、镁、铁、锰等多种微量营养素，可根据营养评估结果适量补充。长期服用二甲双胍者应警惕维生素 B_{12} 的缺乏。控制进餐速度，细嚼慢咽。保持排便通畅，防止便秘。

配合管理。 根据国家基本公共卫生服务规范要求，社区家庭医生开展慢性病健康管理服务，糖尿病患者及高危人群要主动配合，积极参与。社区卫生服务机构、乡镇卫生院（村卫生室）为辖区内 35 岁及以上人群和 2 型糖尿病患者提供健康管理服务，每年提供 4 次免费空腹血糖检测，每年至少进行 4 次面对面随访。

18 慢阻肺 自我管理

···中国公民健康素养···

关注肺功能，控制慢阻肺危险因素，慢阻肺患者要做好自我健康管理。

肺功能，要健康，多关注，防异常。

慢阻肺，要预防，管理好，肺健康。

烟雾浓，空气脏，粉尘害，把肺伤。

吸烟者，肺遭殃，早戒烟，命延长。

慢阻肺是慢性阻塞性肺疾病的简称，这是一种常见的、可预防和治疗的慢性气道疾病，也是《健康中国行动（2019—2030年）》重点防治的疾病。慢阻肺是一种以持续呼吸道症状和气流受限为特征的慢性支气管炎和（或）肺气肿，可进一步发展为肺心病和呼吸衰竭，需及时到医院呼吸科就诊。

■ 关注肺功能

通常所说的肺功能是指肺的呼吸功能，也就是人体与外界环境之间进行气体交换的能力。人体通过吸气，使外界的氧气进入体内，然后把氧气输送到全身的组织细胞；又通过呼气，把细胞代谢利用后产生的二氧化碳排出体外。

肺功能正常，呼吸就能够畅通无阻。但是能够正常呼吸，并不代表肺功能完全正常。由于人体存在代偿功能，在呼吸系统病变早期，即刚刚发生肺功能受损时，人体不会有明显的感觉和症状。当出现气促、呼吸困难等症状时，肺功能可能已经明显下降，此时进行治疗，肯定难度大、效果差、预后差。

肺功能检查是诊断慢阻肺的常用方法，是了解呼吸功能最直接的手段，可发现早期呼吸系统病变，是诊断慢阻肺的"金标准"，也可用于鉴别呼吸困难的原因、评估肺部疾病的严重程度以及治疗效果。肺功能检查具有无创、无痛、无辐射的优点，检查时只需要在医生的指导下做几次吸气、呼气动作即可，整个过程一般 5 ～ 10 分钟。

40 岁及以上人群，长期吸烟、职业粉尘或化学物质暴露等危险因素接触者，有活动后气短或呼吸困难、慢性咳嗽或咳痰、反复下呼吸道感染等症状者，建议每年进行 1 次肺功能检查。

■ 控制慢阻肺危险因素

引起慢阻肺的危险因素有许多，吸烟、呼吸道感染、职业粉尘或化学物质、环境烟雾、空气污染、慢阻肺家族史等是慢阻肺的常见危险因素。积极控制慢阻肺相关危险因素，可有效预防疾病发生发展。

吸烟危害。这是慢阻肺最重要的环境致病因素。与非吸烟者比较，吸烟、吸二手烟都可能导致呼吸道症状及慢阻肺的发生。孕妇吸烟可能会影响子宫内胎儿发育和肺脏生长，并对胎儿的免疫系统功能有一定影响。

呼吸道感染。呼吸道感染是慢阻肺急性加重的主要诱因，尤其是儿童期反复下呼吸道感染，可能会导致成年后肺功能降低和发生呼吸系统症状，增加发生慢阻肺的可能性。

职业性粉尘。职业性粉尘（二氧化硅、煤尘、棉尘和蔗尘等）的浓度过大或长期接触，可导致慢阻肺的发生。

环境烟雾。生产和生活中的燃料所产生的环境烟雾，含有大量有害成分，如碳氧化物、氮氧化物、硫氧化物、碳氢化合物颗粒与多环有机化合物等。这些燃料烟雾可导致慢阻肺。

空气污染。空气污染物中的颗粒物质（PM）和有害气体物质（二氧化硫、二氧化氮、臭氧和一氧化碳等）对支气管黏膜有刺激和细胞毒性作用，可导致慢阻肺的患病危险度明显增加。

遗传和儿童因素。慢阻肺有可能会遗传，慢阻肺患者的后代患病概率会有所增加。儿童期因素（如低出生体重）也是常见危险因素，应加强对慢阻肺的预防。

◼ 做好自我健康管理

慢阻肺的主要症状是慢性咳嗽、咳痰和呼吸困难。早期慢阻肺患者可能没有明显的症状，但随着病情的进展，症状会日益显著；咳嗽、咳痰症状通常在疾病早期出现，后期则以呼吸困难、气短、喘憋为主要表现。慢阻肺患者要做好自我健康管理，主要包括以下内容：

加强健康管理。慢阻肺患者要提高对慢阻肺疾病的认识，加强自身处理疾病的能力，更好地配合管理，加强相关疾病的预防，减少急性加重。要提高生活质量，坚持健康生活方式，注重膳食营养，多吃蔬菜水果，进行中等量的体力活动，维持病情稳定。

学习相关知识。慢阻肺患者要学习该病的有关病理、生理与临床基础知识，知晓长期规律使用药物的重要性；掌握吸入药物和吸入装置的正确使用方法；掌握缓解呼吸困难的技巧；了解需要到医院就诊的时机；学习呼吸康复相关知识；掌握急性加重的处置方式；能够处理终末期慢阻肺的伦理问题。

避免危险因素。慢阻肺是肺部含气量过多引起的，吸烟、职业粉尘、大气污染、呼吸道感染等都可能引发疾病。因此，积极控制慢阻肺相关危险因素，可有效预防疾病发生发展。如吸烟者应当戒烟；加强职业防护，避免与有毒、有害气体及化学物质接触；改用清洁燃料，加强室内通风，避免生物燃料（木材、动物粪便、农作物残梗、煤炭等）燃烧所致的室内空气污染，避免大量油烟刺激，能够延缓肺功能下降的速度，减少慢阻肺发病的危险度；提倡家庭中进行湿式清扫，减少灰尘对呼吸道的刺激；避免天气寒冷而诱发患者出现咳痰、喘息、咳嗽等症状，在室外空气污染严重时或极度寒冷时，尽量避免外出或做好戴口罩等防护措施。

应对急性加重。 慢阻肺急性加重主要表现为呼吸困难加重，常伴有喘息、胸闷、咳嗽加剧、痰量增加、痰液颜色和 / 或黏度改变以及发热等，也可出现心悸、全身不适、失眠、嗜睡、疲乏、抑郁和意识不清等症状，一旦出现上述情况，应立即到医院就诊，采取积极治疗措施避免将来再次出现慢性阻塞性肺疾病急性加重。呼吸道感染是慢阻肺急性加重的主要诱因，建议慢阻肺患者和老年人等高危人群主动接种流感疫苗和肺炎球菌多糖疫苗。

长期坚持治疗。 慢阻肺患者应在医生指导下坚持长期规律治疗和个体化治疗。吸入药物治疗起效快、全身不良反应小、可以联合用药，是一种较为安全的用药方式，应优先选择。慢阻肺患者应定期随访，每年至少做 1 次肺功能检测，监测症状及合并症。治疗过程中要注意观察药物疗效和不良反应，并根据患者治疗反应维持或调整治疗方案。在专业人员指导下积极参与康复治疗。

19 癌症筛查

···中国公民健康素养···

积极参加癌症筛查，及早发现癌症和癌前病变。

防癌症，筛查早，有病变，早知晓。

长肿块，久不消；肠便血，排血尿；

骤消瘦，真不妙；感觉异，癌信号。

若患癌，莫心焦，早诊断，早治疗。

　　癌症是指恶性肿瘤，是一类严重危害群众健康的慢性疾病。
我国最常见的癌症包括肺癌、乳腺癌、胃癌、肝癌、结直肠癌、食管癌、子宫颈癌、甲状腺癌等。随着医学的不断发展，癌症并非都是"不治之症"，而是可防可治的。

■ 癌症的三级预防

世界卫生组织指出，三分之一的癌症完全可以预防；三分之一的癌症可以通过早期发现得到根治；三分之一的癌症可以运用现有的医疗措施帮助患者延长生命、减轻痛苦、提高生活质量。国际先进经验表明，采取三级预防策略、规范治疗等措施，对于降低癌症的发病率和死亡率具有显著效果。

一级预防。即病因预防，减少外界不良因素的损害。癌症是一种生活方式疾病，吸烟、肥胖、缺少运动、不合理膳食习惯、酗酒、压力、心理紧张等都是癌症发生的危险因素。癌症的发生是全生命周期相关危险因素累积的过程，采取健康生活方式，避免接触烟草、酒精等致癌因素，合理膳食，适量运动，心情舒畅，可以有效预防癌症。

二级预防。即"早发现、早诊断、早治疗"。癌症的治疗效果和生存时间与癌症发现的早晚密切相关，发现越早，治疗效果越好，生存时间越长。因此，"三早"是提高癌症治疗水平的关键。

三级预防。即癌症患者的康复治疗，提高生活和生命质量，延长生存时间。癌症康复治疗包括心理康复和生理康复两大部分，是临床治疗必要的延续和完善。

■ 早期癌症筛查

癌症筛查和早期检测是发现癌症和癌前病变的重要途径，有利于积极预防、早期发现和及时治疗癌症，对于降低癌症的发病率和死亡率具有显著效果。

大部分癌症是人体细胞在外界因素长期作用下，基因损伤和改变长期积累的结果，是一个多因素、多阶段、复杂渐进的过程，从正常细胞发展到癌细胞通常需要十几年乃至几十年的时间。因此，癌症早期往往无特殊症状，甚至毫无症状，有的仅有一些身体变化征兆，定期进行防癌体检可早发现、早诊断、早治疗。

积极参加政府提供的癌症筛查和早诊早治项目。防癌体检是在癌症风险评估的基础上，针对常见癌症进行的身体检查，其目的是让群众知晓自身患癌风险，发现早期癌症或癌前病变，进行早期干预。目前的技术手段可以早期发现大部分的常见癌症。对于 45 岁以上人群、有癌症家族史、有高危因素的人群（包括从事某特定职业、有害物接触史等），建议选择专业的体检机构进行定期防癌检查，根据个体年龄、既往检查结果等选择合适的体检间隔时间。适龄女性定期接受宫颈癌、乳腺癌筛查可及早发现癌症和癌前病变。

■ 关注癌症危险信号

早发现、早诊断、早治疗是提高癌症治疗效果的关键，要密切关注癌症危险信号，一方面，平时要自我检查，及早发现癌症危险信号，另一方面，发现这些危险信号后应及早做癌症筛查，以便确诊。

异常肿块。身体体表或浅表部位出现异常肿块，如乳腺、颈部、皮肤和舌等部位肿块，经久不消或逐渐增大。体表黑痣和疣等在短期内增大，色泽加深，出现脱毛、瘙痒、渗液、破溃等现象。

腔肠出血。持久性声音嘶哑、干咳、痰中带血。鼻出血、鼻咽分泌物带血。大便习惯及性状改变或大便带血，如便秘、腹泻交替出现，大便变形、带血或黏液。非月经期或绝经后阴道不规则出血，特别是接触性出血、无痛性血尿，排尿不畅等。

体重骤减。体重突然减轻，持续性消化不良和食欲减退，如进食后上腹闷胀，并逐渐消瘦、贫血等。不明原因的持续发热、身体困乏、体重骤然减轻或持续减轻等。

感觉异常。身体出现异常感觉，如持续的吞咽困难，或吞咽食物时胸骨有不适感、哽噎感、疼痛等，伤口一直不能痊愈且产生溃疡，身体某些部位持续性疼痛，听力异常等。

■ 癌症不会传染，但致癌因素可传染

癌症是由于自身细胞基因发生变化而产生的，是不传染的。但是，一些与癌症发生密切相关的细菌（如幽门螺杆菌）、病毒（如人乳头瘤病毒、肝炎病毒、EB病毒等）是会传染的。通过保持个人卫生和健康生活方式、接种疫苗可以避免感染相关的细菌或病毒，从而预防相关癌症的发生。

■ 规范治疗和康复治疗

癌症的治疗方法包括手术治疗和非手术治疗两大类。非手术治疗包括放射治疗、化学治疗、靶向治疗、免疫治疗、内分泌治疗、中医治疗等。规范治疗是长期临床治疗癌症的科学总结，癌症患者要到正规医院进行规范化治疗，不要轻信偏方或虚假广告，以免贻误治疗时机。

重视康复治疗。癌症患者要积极配合各项康复治疗，保持乐观心态、平衡膳食、适当锻炼、合理用药、定期复查。疼痛是癌症患者最常见、最主要的症状，要在医生帮助下通过科学的止痛方法积极处理疼痛，减少痛苦。要正视癌症，积极调整身体免疫力，保持良好身心状态，达到病情长期稳定，与癌症"和平共处"。

20 预防骨质疏松症

···中国公民健康素养···

预防骨质疏松症，促进骨骼健康。

骨质疏，骨质松，危害大，是慢病。

易骨折，易骨痛，人变矮，脊变形。

增骨量，钙补充，晒太阳，VD盈。

健骨骼，多运动，防跌倒，防送命。

从小抓，早防控，储骨量，增高峰。

骨密度，可测定，骨健康，不疏松。

骨质疏松症是中老年人最常见的骨骼疾病，是一种可诊断、可治疗的慢性病，我们要预防骨质疏松症，促进骨骼健康。

骨质疏松症及其危害

骨骼的功能是运动、支持和保护身体，制造红细胞和白细胞，储藏矿物质。骨骼健康是维持人体健康和机体活力的重要因素。骨骼的成分之一是矿物质化的骨骼组织，其内部是坚硬的蜂巢状立体结构；其他组织还包括骨髓、骨膜、神经、血管和软骨。

骨质疏松症是一种以骨量减少、骨组织微结构破坏，导致骨脆性增加和易发生骨折为特征的全身性骨病。

骨骼的基本成分是钙和蛋白质等物质，在新陈代谢的过程中，如果消耗或丢失过多、过快，骨骼内部组织结构的空隙就会不断变大和增多，因而变得疏松起来，使原本坚硬挺拔的骨骼渐渐地糟烂，从而形成骨质疏松。

骨质疏松症的主要特征是骨矿物质含量低下、骨结构破坏、骨强度降低、易发生骨折，主要表现为疼痛、驼背、身高降低；通常在日常负重、活动、弯腰和跌倒后，容易发生腰背部、髋部和手臂等部位骨折。骨折是骨质疏松症的直接后果，轻者影响机体功能，重则致残甚至致死。髋部骨折后的第一年，患者由于各种并发症死亡率达到 20% ~ 25%，50% 以上的存活者会有不同程度的残疾。

导致骨质疏松症的主要危险因素包括日照不足、钙和维生素 D 缺乏、蛋白质摄入过多或不足、高盐（钠）饮食、吸烟、过量饮酒、过多饮用咖啡和/或碳酸饮料、体力活动过少、体重过低、使用影响骨代谢的药物等。此外，多种疾病，如内分泌疾病、结缔组织疾病、慢性肾脏疾病、胃肠疾病和血液系统疾病等，也可能引发骨质疏松症。

■ 骨质疏松症的预防

骨质疏松症是可防可治的慢性病，要充分认识骨质疏松症的危害，加强预防措施，促进骨骼健康。

从小抓起。骨质疏松症的防治应贯穿生命全过程。人的各个年龄阶段都要关注骨骼健康和预防骨质疏松，改善骨骼生长发育，达到理想峰值骨量，减少骨丢失，避免发生骨折。婴幼儿和年轻人的生活方式都与骨质疏松的发生有密切联系。人体90%的骨量在20岁前获得，在30多岁达到最高，医学上称为峰值骨量。儿童青少年补钙可增加骨量，峰值骨量越高，相当于人体中的"骨矿银行"储备越多，到老年发生骨质疏松症的时间越晚，程度也越轻。

均衡饮食。饮食习惯与钙吸收密切相关，合理膳食对于预防骨质疏松非常重要。要增加饮食中钙及适量蛋白质的摄入，保持低盐饮食，这对于预防骨质疏松症具有不可替代的作用。同时，不要过量摄入咖啡和高磷饮料、慎用影响骨代谢的药物。

适量运动。体力活动过少、体重过低是导致骨质疏松症的主要危险因素，加强体育锻炼，保持健康体重，对防止骨质疏松具有积极作用。人体的骨组织是一种有生命的组织，在运动中，肌肉的活动会不停地刺激骨组织，使骨骼更强壮。步行或跑步等运动能够提高骨强度，有助于增强机体的反应性，改善平衡功能，减少跌倒的风险。抗阻运动可以让身体获得及保持最大骨强度。

多晒太阳。接受阳光照射是促进骨骼健康经济有效的方法之一。中国人的饮食中所含的维生素 D 非常有限，大量的维生素 D 依赖皮肤接受阳光的照射后合成。建议在日照充足的环境下增加户外活动，每天持续 15 ～ 30 分钟日照，有助于人体合成维生素 D 及钙质吸收。晒太阳时，注意不要使用防晒霜、遮阳伞，以免遮挡阳光而影响体内维生素 D 的合成，但需防止强烈阳光照射灼伤皮肤。

戒烟限酒。无论男性还是女性，吸烟、过量饮酒都会增加骨折的风险。建议饮酒者应当控制每日饮用酒精量不超过 15 克，相当于啤酒 450 毫升、葡萄酒 150 毫升、低度白酒 50 毫升、高度白酒 30 毫升。

预防跌倒。老年人 90% 以上的骨折是由跌倒引起的，因此，老年人要采取各种措施防止跌倒（参见本书健康素养第 21 条），提倡老人使用拐杖。

定期检查。绝经后女性和老年人是骨质疏松症的高危人群，应定期到正规医院进行骨密度等项目检查，及早发现骨质疏松症。这是因为女性在绝经后体内激素发生变化，容易造成骨代谢失衡而加速骨量丢失，骨质疏松症的发病率明显增加；老年人消化功能退化，营养吸收减少，体内钙质流失加快，导致骨质疏松症的发生与发展。

规范治疗。已经确诊骨质疏松症或者有高骨折风险的患者，应在医生指导下进行长期、个体化的抗骨质疏松治疗，增加骨密度，缓解症状，避免或减少骨折的发生，促进骨骼健康。骨质疏松症任何阶段开始治疗都比不治疗好。及早得到正规检查，在医生指导下规范治疗，可以最大限度降低骨折的发生风险，缓解骨痛等症状，提高生活质量。

21 关爱老年人

···中国公民健康素养···

关爱老年人，预防老年人跌倒，识别老年期痴呆。

老年人，体弱衰，全社会，都关爱。
防跌倒，防痴呆，无伤病，乐开怀。

　　老年人的身体逐渐衰弱，行动变得迟缓，生活自理能力下降，日益出现身心健康问题，如跌倒、老年期痴呆等，需要家人、社会的关爱。

■ 关爱老年人

提倡家庭成员学习、了解老年人健康维护的相关知识和技能，照顾好其饮食起居；关心、关爱老年人心理、身体和行为变化情况，及早发现异常情况，及时安排就诊；鼓励老年人适量运动，定期体检。

改善营养。老年人可以参与家庭膳食配餐，选择合适的营养食品，保证食物摄入量充足，适当多吃鱼、虾、禽畜瘦肉、鸡蛋、牛奶、大豆及豆制品，减少不必要的食物限制，多晒太阳，有意识地预防营养缺乏，延缓肌肉衰减和骨质疏松。

科学运动。老年人应坚持科学运动，在确保安全的前提下选择适合自身条件的运动形式和强度，注意加强平衡能力、肌肉力量、耐力的锻炼，不要因为害怕跌倒而不运动。

定期体检。经常监测呼吸、脉搏、血压、大小便情况，发现异常情况及时做好记录，必要时就诊。40 岁以下血脂正常人群，每 2～5 年检测 1 次血脂；40 岁及以上人群至少每年检测 1 次血脂。心脑血管疾病高危人群每 6 个月检测 1 次血脂。社区家庭医生团队每年为老年人提供 1 次健康管理服务，包括生活方式和健康状况评估、体格检查、辅助检查和健康指导，家庭成员和老年人要积极配合。

慢性疾病管理。患有慢性疾病的老年人应树立战胜疾病的信心，配合医生积极治疗，减少并发症，做好慢性疾病健康管理，学习并运用老年人中医饮食调养，提高生活质量。

心理健康。坦然面对老年期身体和环境的变化。多运动、多用脑、多参与社会交往，通过健康的生活方式延缓衰老、预防精神障碍和心理问题。老年人及其家属要了解老年期痴呆等疾病的有关知识，发现可疑症状及时到专业机构检查，做到早发现、早诊断、早治疗。

安全用药。老年人患病率高，且药物代谢、转化、排泄能力下降，容易发生药物不良反应。因此，老年人生病要及时就医，在医生的指导下用药，并主动监测用药情况，如用药后不适应要及时就医，防止用药后不适而跌倒。

关爱老人。每个人都应自觉承担尊老、爱老、护老的责任，自觉赡养好家中的老年人，尊重老年人的思维方式和自主选择，为老年人创造更好的生活环境，支持和鼓励老年人自尊、自爱、自强，树立社会价值自信和家庭价值自信。

■ 预防老年人跌倒

跌倒是 65 岁及以上人群伤害致死的第一位原因。老年人发生跌倒，会造成脑部组织损伤、骨折和脱臼等损害，对其身心健康、日常活动及独立生活能力等造成影响，有的老年人会多次跌倒，甚至因跌倒而意外死亡。

预防跌倒。跌倒是可以预防的。跌倒与老年人的身体机能、健康状况、行为和环境等多方面因素有关。老年人应主动学习预防跌倒知识，增强预防跌倒意识，养成预防跌倒的行为习惯。

改善家居环境。对家居环境进行适老化改造主要包括以下措施：

①地板：应选用防滑材质，无杂物、无积水、无湿润、无油

渍；卫生间、厨房等易湿滑的区域可使用防滑垫；地毯应粘牢防滑动；去除门槛、家具滑轨等室内地面高度差。

②卫生间：最好使用坐厕；蹲厕、洗浴处要安装扶手。

③楼梯：老年人最好居住在低层或带电梯的楼区，楼梯应不陡、不滑、有扶手。

④家具：家具摆放和空间布局合理，保持室内通道便捷、畅通无障碍，应防止被杂物、电线、台阶、地毡等物绊倒；床、坐具不要过软，高度合适。

⑤光线：室内照明适度，减少眩光，灯具开关位置应方便使用，夜间、床头、厕所要安装照明设施，并且夜间要使用照明工具。

⑥扶手：在淋浴处、蹲厕、楼梯、床边、过道等墙壁高60厘米的位置安装扶手。

注意生活方式。老年人要注意自己的行为和生活方式。主要包括：

①老年人的衣裤要合身、舒适，鞋子要低跟、防滑、合脚。

②有视听障碍的老年人应佩戴视力补偿设施、助听器。

③行动能力下降者应主动使用拐杖、助行器等辅助器具。

④出行时尽量选择无障碍、不湿滑、光线好的路线；夜晚出行携带照明工具；雨雪、大风等恶劣天气不宜室外活动；外出时随身携带应急联系卡片、手机。

⑤常用物品放在老年人伸手可及之处，老年人不宜攀爬梯子，不要登高取物。

动作缓慢稳重。老年人运动中枢功能减低，腿脚欠灵活，动作要缓慢稳重。尤其要注意以下动作：

①应主动调整日常行为习惯，每个动作完成后暂停片刻，不要着急转身、站起。

②上下台阶、起身、乘坐交通工具、自动扶梯时要站稳扶好，放慢速度。

③睡醒后不宜立即起床，应坚持"三个半分钟"，即在床上躺半分钟、再坐起半分钟、然后在床沿双腿下垂半分钟，可有效防止许多致命性意外事故发生。

④在弯腰提取和搬运重物时，防止跌倒或腰部损伤。应先将身体向重物尽量靠拢，腰背挺直，然后屈膝、屈髋，臀部充分下蹲，再弯腰持物。搬运重物要两手握紧，憋气抬起，靠腿部而不是靠腰部力量搬运重物；转弯变向时，不要靠腰部的扭转来变向，而是靠脚步移动来完成变向；在放下重物前不要打闹说笑。不要搬运过重物品。

■ 老年人跌倒的现场处理

若发现老年人跌倒，不要急于扶起，要分情况进行处理。

如果老年人意识不清。应立即拨打急救电话，如有外伤、出血，立即止血包扎。如有呕吐，将老年人的头偏向一侧，并清理口腔、鼻腔呕吐物，保证呼吸通畅。如有抽搐，将老年人移至平整软地面或身体下垫软物，防止碰伤、擦伤，必要时让老年人咬住一小块硬物，以防止舌头被咬伤。不要硬搬抽搐肢体，以防肌肉、骨骼损伤。如呼吸、心跳停止，应立即进行心肺复苏。

如果老年人意识清醒。首先，应询问老年人跌倒情况及对跌倒过程是否有记忆，如老年人不能记起跌倒过程，可能为晕厥或脑血管意外，应立即护送老年人到医院诊治或拨打急救电话。其次，询问老年人是否有剧烈头痛，或观察老年人是否有口角歪斜、言语不利、手脚无力等提示脑卒中的症状。如有这些症状，立即扶起老年人可能加重脑出血或脑缺血，使病情加重，此时不要搬动老年人身体，应立即拨打急救电话。

如果有外伤、出血。要立即止血、包扎，并护送老年人到医院进一步处理。查看有无肢体疼痛、畸形、关节异常、肢体位置异常等提示骨折的情形。查询有无腰、背部疼痛，双腿活动或感觉异常及大小便失禁等提示腰椎损害的情形，如无相关专业知识，不要随意搬动。如老年人试图自行站起，可协助老年人缓慢起立，坐、卧休息并观察，确认无碍后方可离开。

老年人跌倒后要尽力自救。如打电话寻求帮助，最重要的就是要告诉别人自己跌倒了。尽力使自己向椅子的方向翻转身体，使自己变成俯卧位。以椅子为支撑，尽力站起来。无论自己感觉是否有损伤，都要告知家人，并及时到医院检查身体。

识别老年期痴呆

痴呆是指一种以获得性认知功能损害为核心，导致患者日常生活、社会交往和工作能力明显减退的综合征。老年期痴呆是老年期常见的一组慢性进行性精神衰退性疾病，包括老年性痴呆

（AD）、血管性痴呆（VD）及混合性痴呆（MD）等，以阿尔茨海默病最为常见。早在1906年，德国法兰克福精神病院病理学家阿尔茨海默（Alzheimer）在解剖时发现精神病患者严重脑萎缩、神经纤维缠结、淀粉样蛋白斑块。于是，该病便被命名为"阿尔茨海默病"，我们俗称为"老年痴呆症"。

人到老年，脑功能都会衰退。如果这种衰退特别严重，远远超过了正常的生理性老化程度，导致人的认知、行为和人格变化，就会发生"老年期痴呆"，表现为以下六大障碍：

记忆障碍。记忆力减退、情景记忆受损，记不起刚刚发生或近期发生的事情，事后再也想不起来；忘记重要事件或约定；反复说同一件事、问同一个问题；经常找不到眼镜、钥匙、钱物等。

语言障碍。语言功能受损，说话表达困难，一些简单的词也会忘记；说话词不达意，语言表达明显不正常；说话不流利，语言内容空洞、重复和赘述；表达和理解能力下降，出现阅读和书写困难等。

时空障碍。视空间功能受损，如辨别方向能力下降、在熟悉的环境容易迷路、在家里找不到厕所；弄不清上午下午、半夜起床去逛街购物等。

思维障碍。推理能力和处理复杂任务的能力受损、判断力差、计算力下降，如无法管理财务、对安全隐患的理解力变差、决策能力减退等。认不出亲人和亲密的朋友；非理性地乱放东西，乱藏东西，如把垃圾当宝贝收藏，自己也弄不清原因；经常认错人。

精神障碍。有些患者还会出现情绪、人格和行为等改变，如异常的情绪波动、淡漠、焦虑、抑郁、回避社交、兴趣减退、失去同情心、强迫行为、重复动作等。有的还会出现幻觉、妄想、疑病，怀疑配偶有外遇、怀疑遇害等。

生活障碍。独立生活和工作能力丧失，不能独立室外活动，生活不能自理，衣冠不整，甚至大小便失禁等。

老年期痴呆是不可逆转的进行性病变，目前尚无特效治疗或逆转疾病进展的药物，早期识别、早期干预意义重大。一旦发现老年人出现上述症状，应及时到医院的神经内科、精神科/心理科、老年医学科等相关科室就医，进行早期筛查，以便早诊断、早治疗。千万不要怕被别人笑话而延误诊治时机。

■ 老年期痴呆重在预防

因为人体组织器官具有高度的适应性和可塑性，如果我们能坚持健康行为和健康生活方式，通过对大脑的保健和锻炼，就可以预防老年期痴呆和延缓其进展。

思维训练。通过记忆力训练、计算力训练、阅读写作训练、观察力训练、益智游戏训练等锻炼大脑，以保持思维与行为协调统一。如通过回忆往事、翻看照片、听怀旧歌曲、看怀旧电影等记忆训练，购物口算经费、计算家里财务状况等计算力训练，五子连珠、魔方、象棋、跳棋等游戏训练，阅读、益智游戏、观察力等训练，都可调动多个大脑功能区域，有益于改善记忆和思维。

勤于动手。平时要培养摄影、书法、绘画、读书、创作等爱好，做一些力所能及的家务，如晾晒衣服、叠衣服、买菜择菜、煮饭、做手工等。勤于用手，有益于促进语言、视觉、听觉、触觉功能协调发展，从而锻炼大脑。手部有很多穴位，平时对手指、手掌、手背等进行按揉，也可以做手指操，既可以锻炼手部，还能够延缓脑功能衰退。

适量运动。缺乏运动会促使大脑动脉硬化，损伤大脑神经元，导致脑组织供血不足，加速大脑的老化过程，影响认知能力，从而导致或加重老年期痴呆。一些简单的运动，如散步、健步走、扎马步、花样健走、燕飞动作、提踵踮脚等，非常适合老年人。此外，游泳、慢跑、打太极拳、跳广场舞等也是老年人喜闻乐见的运动形式。运动最好有计划，坚持每天或隔天进行 1 次，要结合自己的身体情况选择合适的运动方式。可在家庭医生的指导下，选择合适的运动方式。

合理膳食。合理膳食有益于预防老年期痴呆。其原则就是"三定"（定时、定量、定质）、"三高"（高蛋白质、高维生素、高纤维素）、"三低"（低脂、低糖、低盐）。此外，生活中要注意避免摄入铝、铅、铜、汞等重金属。尽可能少用铜制、铝制、铅制等金属餐具，食物存放不宜过久，以免重金属溶解到食物中。少喝易拉罐饮料。动物内脏容易有重金属的沉积，要少吃动物内脏。

早期控制。要对老年期痴呆的早期危险因素进行有效控制，如离群独居、情绪抑郁、缺乏运动、高血压、高血脂、高血糖、脑外伤、肥胖等，并积极治疗心脑血管疾病等慢性疾病。减少这些危险因素，就可以降低老年期痴呆的发病率。

22 关爱青少年和女性生殖健康

···中国公民健康素养···

关爱青少年和女性生殖健康，选择安全、适宜的避孕措施，预防和减少非意愿妊娠，保护生育能力。

说生殖，要康健，护女性，青少年。
若避孕，男关键，要适宜，要安全。
避孕套，最简便，防孕育，防病传。
若妊娠，讲安全，要预防，非意愿。
意外孕，补救先，做人流，去医院。
生育力，重保健，防损伤，防感染。

关爱青少年和女性生殖健康，选择安全、适宜的避孕措施，预防和减少非意愿妊娠，减少非医学需要的人工流产，都是保护生育能力的重要举措。

■ 关爱青少年和女性生殖健康

生殖健康是指个人在生命每个阶段中的生殖系统、生殖过程和生殖功能的健康状况，包括与生殖相关的身体健康和心理健康，是一个人生育能力的基础，是全面性教育中的重要内容。生殖健康与每个人密切相关，尤其是儿童青少年和女性。

*青少年生殖健康。*青少年是人体迅速生长发育的关键时期，生殖系统处于走向成熟的过渡阶段，如果生殖健康受到影响，生育能力就会降低，身心健康都可能会受到伤害。青少年应坚持良好的生活习惯，远离疾病，保护生殖健康，保护和促进生殖功能正常发育。

*预防青少年早孕。*青少年早孕常伴随着不安全流产，会对女性的健康造成长期伤害。即使青少年母亲顺利分娩，也更易患因孕产导致的疾病。青少年早孕所产下的婴幼儿死亡率高，母亲年龄越小则婴幼儿死亡风险越大。此外，青少年早孕往往还会造成辍学、欺凌行为等社会问题。《中华人民共和国未成年人保护法》明确指出，学校、幼儿园应当对未成年人开展适合其年龄的性教育。了解生殖健康的相关知识，有利于青少年维持自身生殖健康，并减少青少年怀孕的发生。

*女性生殖健康。*生殖健康是女性和男性的共同需求与权利，

育龄男女应增强性健康和性安全意识，注重个人卫生，预防和减少生殖系统疾病，对自己和他人负责。然而，由于女性生殖器官的特点，女性的生殖系统疾病更为常见。而女性在生命周期的各个阶段和生殖健康的各个方面，均面临着比男性更大、更严峻的健康挑战，怀孕、分娩和抚育婴儿都会给女性的生理、心理带来较大的负担。

因此，女性更应加强生殖健康教育，提高生殖健康意识，主动获取青春期、生育期、更年期和老年期相关保健知识，注意经期卫生，熟悉生殖道感染、乳腺疾病和宫颈癌等女性常见疾病的症状和预防知识。建议家属加强对特殊时期女性的心理关怀。掌握避孕方法知情选择、知晓各种避孕方法，了解自己使用的避孕方法的注意事项。认识促进生殖健康对个人、家庭和社会的影响，增强性道德、性健康、性安全意识，拒绝不安全性行为，避免意外妊娠、过早生育以及性相关疾病传播。

■ 选择安全、适宜的避孕措施

避孕是指在性交中避免女性受孕所采取的措施。如短期内没有生育意愿，可在医生指导下选择安全、适宜的避孕措施。

常见的避孕措施有戴安全套、吃避孕药、放置宫内节育器等。因为不同避孕措施的安全性、有效性和舒适性存在差异，使用者偏好也可能不同，所以在选择避孕措施时应该首先考虑可接受性，确保性交行为的双方都了解并接受采取该措施。安全期避孕和体外排精等方法避孕效果不可靠，不建议作为常规避孕方法。

安全套。也叫"避孕套"，包括男用安全套（避孕套）、女用避孕套，是成功率高、安全、有效、经济、最简便的避孕工具，既可以有效避孕，又可以减少感染艾滋病、乙肝和其他大多数性传播疾病的危险。建议首选男用安全套避孕。

避孕药。包括短效口服避孕药、长效口服避孕药、长效避孕针、速效避孕药（探亲避孕药）、缓释系统避孕药（皮下埋植剂和宫内节育器）。

长效避孕。已婚已育夫妇提倡使用宫内节育器、皮下埋植等长效高效避孕方法，无继续生育意愿者，可采取绝育术等永久避孕措施。

男性是避孕的关键。避孕首先是男方的义务和责任。人们往往认为"避孕是女性的事情"，其实，男性才是避孕的关键，男性作为性伴侣，在计划生育、避免意外妊娠、预防生殖感染中应承担更多的责任。避孕失败往往是男方因某种原因不愿意采用安全、有效的避孕措施，导致女方意外怀孕。选择安全、有效的避孕措施，是对男女双方的保护，也体现了男性自身素质，是男性承担夫妻义务、预防生殖感染、讲究性道德和承担社会责任的表现。

▪ 预防和减少非意愿妊娠

非意愿妊娠是指没有计划准备且无生育意愿而发生的妊娠，主要是在性交时没有采取避孕措施或避孕失败而导致的，遭受性侵害也可造成非意愿妊娠。

避孕失败的原因是多方面的，如安全套破裂、安全套滑落、在性交快射精时才戴安全套、漏服避孕药、使用安全期避孕、体外射精、宫内节育器脱落等，都有很大的可能造成避孕失败。

非意愿妊娠有两个直接后果。一个是人工流产，会对女性造成身心伤害，影响女性的工作和生活。另一个是被迫生下孩子，但由于孩子的到来是意外而突然的，父母没有做好准备，有可能降低产妇幸福感，难以对婴儿进行良好的照应，有的甚至导致家庭矛盾和社会问题；而对于未婚少女来说，可能面临着歧视和污名。此外，非意愿妊娠还会给女性生育能力造成不同程度的破坏，为今后妊娠和生育带来不良影响。

为预防和减少非意愿妊娠，一旦发生无保护性行为，性交时没有采取避孕措施或者避孕失败，就应该尽早采取补救措施，以防止意外怀孕。

补救措施包括：

①立即用性质温和的肥皂水和流水冲洗阴道，注意不要过分用力擦洗，否则会破坏阴道内的菌群生长环境，增加感染性传播疾病的风险。

②到医院咨询并采取紧急避孕措施，在有效时间按照医嘱口服紧急避孕药或放置宫内节育器。紧急避孕不能替代常规避孕，仅对当次无保护性行为有作用。

育龄夫妻应根据自己的实际情况，在医生的指导下，选择安全、适宜的避孕措施，防止非意愿妊娠。杜绝违背女性意愿的性行为，尊重和维护女性生殖健康权益，保护女性生育能力。

■ 正确对待人工流产

人工流产包括医学需要的人工流产和非医学需要的人工流

产。医学需要的人工流产用于因疾病不宜继续妊娠、为预防先天性畸形或遗传性疾病而需终止妊娠者。非医学需要的人工流产是非意愿妊娠后采取的补救措施。

发生非意愿妊娠，需要人工流产时，应到有资质的医疗机构。自行堕胎、非法人工流产会造成严重并发症甚至危及生命。

在人工流产时，精神高度紧张以及吸管吸引宫腔，不仅造成剧痛，还会不可避免地使子宫内膜受到损伤；有的人因不注意人工流产后的自我保健，导致阴道流血时间延长、腰酸腹痛、月经紊乱、闭经等。有生殖道炎症者需要治愈后方能手术，否则容易引起感染扩散，加重病情。反复人工流产会增加生殖道感染、大出血的风险，甚至发生宫腔粘连、继发不孕等疾病或不良结局，严重影响女性健康。

药物流产虽然相对安全有效，但是仍有少数情况出现不良反应及严重并发症，所以，国家对药物流产机构有资格限定，药房不得私自出售流产药物，否则以违法论处。非意愿妊娠者不要自行使用药物流产，一定要到正规医院就诊。

青少年意外早孕时，应当在成年人的陪同下，尽快寻求监护人或所在社区服务机构的帮助，前往正规医院妇产科室进行医学检查和人工流产，越早流产对女孩的身心健康伤害越小。

人工流产后应接受健康指导，注意休息，加强自我保健，促使身体和生殖器官恢复健康。人工流产术后一个月内禁止性生活，不能盆浴、游泳。

23 避免职业健康损害

···中国公民健康素养···

　　劳动者依法享有职业健康保护的权利；劳动者要了解工作岗位和工作环境中存在的危害因素（如粉尘、噪声、有毒有害气体等），遵守操作规程，做好个人防护，避免职业健康损害。

劳动者，护健康，权与利，法保障。

作业时，守规章，要记清，危险岗。

防毒害，防损伤，遇险情，快离场。

重体检，重预防，做防护，保安康。

加强职业健康保护，预防、控制和消除职业病危害，保护劳动者健康及其相关权益，是提高劳动生产力水平，促进经济社会发展的主要措施。

■ 加强职业健康保护

《中华人民共和国基本医疗卫生与健康促进法》第七十九条明确规定："用人单位应当为职工创造有益于健康的环境和条件，严格执行劳动安全卫生等相关规定，积极组织职工开展健身活动，保护职工健康。国家鼓励用人单位开展职工健康指导工作。国家提倡用人单位为职工定期开展健康检查。法律、法规对健康检查有规定的，依照其规定。"所有这些都是国家加强职业健康保护的法律措施，劳动者应学会维护自身的健康权益。

《中华人民共和国职业病防治法》规定，劳动者依法享有职业卫生保护的权利。用人单位应当为劳动者创造符合国家职业卫生标准和卫生要求的工作环境和条件，并采取措施保障劳动者获得职业卫生保护。

主要保障措施包括：

用人单位应规范劳动用工管理，依法与劳动者签订劳动合同，合同中必须告知劳动者其工作岗位可能存在的职业危害，明确劳动保护、劳动条件和职业病危害防护、女职工劳动保护及女职工禁忌劳动岗位等内容。要保证劳动者休息时间，依法安排劳动者休假，落实女职工产假、产前检查及哺乳时间，杜绝违法加班；要依法、按时、足额缴纳工伤保险费。鼓励用人单位组建健康指导人员队伍，开展职工健康指导和健康管理工作。

用人单位应组织上岗前、在岗期间和离岗时的职业健康检查，并将检查结果书面告知劳动者，职业健康检查费用由用人单位承担。

用人单位应对劳动者进行定期职业卫生培训，普及职业卫生知识，督促劳动者遵守职业病防治法律、法规、规章和操作规程，指导劳动者正确使用职业病防护设备和个人使用的职业病防护用品。劳动者应学习和掌握相关的职业卫生知识，增强职业病防范意识，遵守职业病防治法律、法规、规章和操作规程，正确使用、维护职业病防护设备和个人使用的职业病防护用品，发现职业病危害事故隐患应当及时报告。

用人单位应建立完善的职业健康监护制度，依法组织劳动者按照职业健康监护标准进行健康检查并建立劳动者健康监护档案；配合开展职业病诊断与鉴定等工作。对女职工定期进行妇科疾病及乳腺疾病的查治。

用人单位必须依法参加工伤保险，确保劳动者依法享受工伤保险待遇。

产生职业病危害的用人单位应加强职业病危害项目申报、日常监测、定期检测与评价，在醒目位置设置公告栏，公布工作场所职业病危害因素检测结果和职业病危害事故应急救援措施等内容，对产生严重职业病危害的作业岗位，应当在其醒目位置设置警示标识和中文警示说明。要建立职业病防治管理责任制，健全岗位责任体系，配备专兼职卫生管理人员，开展职业病防治、职业健康指导和管理工作，做到责任到位、投入到位、监管到位、防护到位、应急救援到位。

■ 避免职业健康损害

每个人都是自身健康的第一责任人，劳动者要自觉履行自己的健康责任，主动学习和遵守职业健康相关的法律法规、规章制度和操作规程，提高职业健康意识、自我保护意识和行使职业卫生保护权利的能力。

职业危害因素是在职业活动中影响人体健康的各种有害因素的统称。劳动者要积极参加职业健康培训，知晓本人所在的工作环境及工作过程中存在的职业危害因素。职业活动中存在各种影响健康的因素以及在作业过程中产生的其他职业危害因素，主要分为粉尘、化学因素、物理因素、放射性因素、生物因素、生产环境、劳动管理因素等。

粉尘。 是指悬浮在空气中的固体微粒。习惯上称为灰尘、尘埃、烟尘、矿尘、砂尘、粉末等，常见的生产性粉尘有矽尘、煤尘、石墨尘、炭黑尘、石棉尘、陶瓷尘、滑石尘、水泥尘、云母尘等。

化学因素。 有苯、甲醛、氨、铅、汞、硫化氢、多环芳香烃、多氯联苯等工业化合物及副产物。

物理因素。 如噪声、振动、激光、高温、高湿、低温、高气压等。

放射性因素。 如高频电磁场，微波，紫外线，红外线，放射线，电离辐射中 α、β、γ 射线或中子等。

生物因素。包括致病微生物、寄生虫及动植物、昆虫等及其所产生的生物活性物质，如布氏杆菌、炭疽杆菌、森林脑炎病毒、支原体、衣原体、钩端螺旋体等。

生产环境因素。如自然环境中的不良因素、厂房建筑不合理、设备设施老旧或不合规等。

劳动管理因素。如劳动组织和制度不合理，造成精神紧张、劳动强度过大、频度过密等。

劳动者要掌握职业病危害防护知识、岗位操作规程、个人防护用品的正确佩戴和使用方法，避免职业伤害或意外事故。对于生产环境和劳动管理中的职业健康损害因素要及时反馈和向相关部门举报，维护自己的健康权利。在工作期间要全程、规范使用防护用品。要提升应急处置能力，熟悉常见事故的处理方法，掌握安全急救知识。一旦发生事故，能够正确应对，正确逃生、自救和互救。

■ 职业健康检查

职业健康检查是指通过各种检查和分析，评价职业性有害因素对接触者的健康影响及其程度，掌握职工健康状况，早期发现劳动者健康损害与职业禁忌证，以便采取相应的预防措施，是减轻职业病危害后果的重要措施。用人单位安排从事接触职业病危害作业的劳动者进行职业健康检查是法定义务。长期接触职业有害因素者，必须定期参加职业健康检查。如果被诊断得了职业病，必须及时治疗，避免与工作环境继续接触，应当调离原工作岗位。

如果对职业病诊断有异议，可以向作出诊断的医疗卫生机构所在地的市级以上地方卫生健康主管部门申请鉴定。

■ 倡导健康工作方式

劳动者要树立健康意识，学习卫生健康知识，倡导健康行为、健康生活方式、健康生产方式、健康工作方式，提升健康素养水平，积极传播职业健康先进理念和文化。

从事高温作业、高温天气作业等的劳动者要注意预防中暑。可佩戴隔热面罩，穿戴隔热、通风性能良好的防热服，注意使用空调等防暑降温设施。建议适量补充水、含食盐和水溶性维生素等的防暑降温饮料。

长时间伏案低头工作或长期前倾坐姿职业人群，应注意通过伸展活动等方式缓解肌肉紧张，避免颈椎病、肩周炎和腰背痛的发生。在伏案工作时，要注意保护视力，应保持正确坐姿，上身挺直；调整座椅的高低，使双脚合适地平踩在地面上；调整电脑显示屏，不宜过分低头或抬头；建议每隔 1～2 小时休息一段时间，向远处眺望，活动腰部和颈部，做眼保健操和工间操。

教师、交通警察、医生、护士等以站姿工作为主的职业人群，站立时两腿重心交替使用，防止静脉曲张。建议通过适当走动等方式保持腰部、膝盖放松，促进血液循环；长时间讲话的，注意补充水分，常备润喉片，预防咽喉炎。

驾驶员等长时间固定体位工作的职业人群，要合理安排工作时间，做到规律饮食，定时定量；保持正确的工作姿势，将座位调整至适当位置，确保腰椎受力适度，注意减少震动，避免颈椎病、肩周炎、骨质增生、坐骨神经痛等疾病的发生；工作期间注意间歇性休息，减少憋尿，严禁疲劳作业。

建议用人单位为劳动者提供整洁卫生、绿色环保、舒适优美和人性化的工作环境；建立保护劳动者健康的相关制度，如工间操制度、健身制度、无烟单位制度等；采取综合预防措施，尽可能减少各类危害因素对劳动者健康的影响，保护劳动者的健康权益。根据用人单位的职工人数和职业健康风险程度，依据有关标准设置医务室、紧急救援站、有毒气体防护站，配备急救箱等装备。倡导用人单位创建"健康单位"，评选"健康达人"，并给予奖励。

24 正确选用保健食品

· · ·中国公民健康素养· · ·

保健食品不是药品，正确选用保健食品。

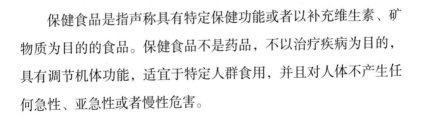

保健品，理性看，有编号，巧识辨。

会选用，可保健，用药品，治病变。

　　保健食品是指声称具有特定保健功能或者以补充维生素、矿物质为目的的食品。保健食品不是药品，不以治疗疾病为目的，具有调节机体功能，适宜于特定人群食用，并且对人体不产生任何急性、亚急性或者慢性危害。

■■ 保健食品与一般食品的区别

一般食品是指可供人类食用或饮用的物质，包括加工食品、半成品和未加工食品，不包括烟草或只作药品用的物质。对于食品的要求就是无害无毒、有人体需要的成分、符合卫生要求，无保健效果，无治疗效果。

保健食品与一般食品有以下区别：

①保健食品含一定的功效成分，能调节人体机能，具有特定功能；而一般食品则没有特定功能。

②保健食品大多有特定食用范围、供特定人群食用，而一般食品没有。

■■ 保健食品和药品的区别

药品是指用于预防、治疗、诊断人的疾病，有目的地调节人的生理机能并规定有适应证或者功能主治、用法和用量的物质，包括中药材、中药饮片、中成药、化学原料药及其制剂、抗生素、生化药品、放射性药品、血清、疫苗、血液制品和诊断药品等。

保健食品和药品有以下区别：

①药品以治病为目的，而保健食品是食品，不是药物，不以治病为目的，不涉及疾病预防、治疗功能。

②药品分为处方药和非处方药，服用药品应当遵从医嘱或药师指导；而保健食品以补充膳食营养物质、维持改善机体健康状态或者降低疾病发生风险因素为目的，适用于特定人群，不以治疗疾病为目的，一般不需要医嘱或药师指导。

■ 正确选用保健食品

保健食品属于特殊食品，国家对保健食品等特殊食品实行严格监督管理。保健食品不是药品，不具备治疗疾病的功效，不能代替药品治疗疾病。要理性对待保健食品，有针对性地正确使用合法的保健食品，可以起到特殊的保健作用。如果有了疾病，就应该及时就医，坚持正规医疗，严格用药。

在选用保健食品时，要注意以下几点：

查询注册备案信息。根据《食品安全法》规定，保健食品必须经过注册或备案。经注册或备案许可的保健食品，准许使用保健食品标志（见图1-1）。保健食品标志在民间俗称"蓝帽子"。保健食品产品注册或备案信息可通过国家市场监督管理总局网站（https://www.samr.gov.cn/）查询。要求保健食品的标签、说明书的内容真实，与注册或备案的内容相一致。

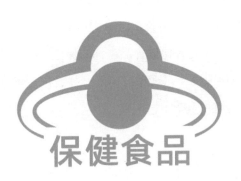

图1-1　保健食品标志

认清产品标志和编号。消费者选购保健食品时，要认清、认准产品包装上的保健食品标志及保健食品注册号或备案号。必要时可上网查询。

阅读产品标签和说明书。消费者购买保健食品时，要认真阅读标签、说明书，并按照其功能和适宜人群合理选用。消费者要注意，保健食品标签和说明书不得涉及疾病预防、治疗功能，应当与注册或者备案的内容相一致，载明产品名称、注册号或备案号、原料、辅料、功效成分或者标志性成分及其含量、适宜人群、不适宜人群、保健功能、食用量及食用方法、规格、储藏方法、保质期、注意事项等。保健食品声称保健功能，应当具有科学依据，不得对人体产生急性、亚急性或慢性危害，并声称"本品不能替代药物"。

允许声称的保健功能。保健食品生产经营者应严格按照注册或备案的保健功能进行标签标识和宣传表述。国家市场监督管理总局、国家卫生健康委、国家中医药管理局于2023年8月31日联合发布了《允许保健食品声称的保健功能目录 非营养素补充剂（2023年版）》（见表1-4），并设定5年过渡期，规范注册和备案产品的保健功能声称。

表 1-4　允许保健食品声称的保健功能目录　非营养素补充剂
（2023 年版）

序号	保健功能名称	序号	保健功能名称
1	有助于增强免疫力	13	有助于改善黄褐斑
2	有助于抗氧化	14	有助于改善皮肤水份状况
3	辅助改善记忆	15	有助于调节肠道菌群
4	缓解视觉疲劳	16	有助于消化
5	清咽润喉	17	有助于润肠通便
6	有助于改善睡眠	18	辅助保护胃黏膜
7	缓解体力疲劳	19	有助于维持血脂（胆固醇／甘油三酯）健康水平
8	耐缺氧	20	有助于维持血糖健康水平
9	有助于控制体内脂肪	21	有助于维持血压健康水平
10	有助于改善骨密度	22	对化学性肝损伤有辅助保护作用
11	改善缺铁性贫血	23	对电离辐射危害有辅助保护作用
12	有助于改善痤疮	24	有助于排铅

此前，依法批准注册的保健食品允许声称的保健功能有增强免疫力、辅助降血脂、辅助降血糖、抗氧化、辅助改善记忆、缓解视疲劳、促进排铅、清咽、辅助降血压、改善睡眠、促进泌乳、缓解体力疲劳、提高缺氧耐受力、对辐射危害有辅助保护功能、减肥、改善生长发育、增加骨密度、改善营养性贫血、对化学性肝损伤有辅助保护功能、祛痤疮、祛黄褐斑、改善皮肤水分、改善皮肤油分、调节肠道菌群、促进消化、通便、对胃黏膜损伤有

辅助保护功能共 27 类。

凡与以上表述不相符的保健功能声称就是非法的虚假宣传表述。无论是在商场、超市等线下实体店销售，还是通过网络、会议、电视、广播、电话和报刊等方式销售，消费者都不要购买违法虚假宣传表述的保健食品，同时可拨打热线电话 12331、12315 进行投诉举报。

慎用进口保健食品。 国家明文规定进口保健食品必须有商标、产品名称、生产日期、安全使用期或有效日期等标识，符合国产保健品标准要求；其标签、说明书应有标准中外文对照，且中文字体须大于外文字体；须提供出入境检验检疫局出具的有效卫生合格证书，并贴有防伪标志；产地清楚，标明产品的原产国家或地区、代理商在中国依法登记注册的名称和地址。

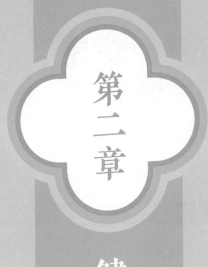

第二章

健康生活方式与行为

25 避免超重
与肥胖

···中国公民健康素养···

　　体重关联多种疾病，要吃动平衡，保持健康体重，避免超重与肥胖。

说体重，要正常，不超重，不肥胖。

体过轻，免疫降，体超重，损健康。

管住嘴，控油糖，食均衡，食定量。

迈开腿，耗热量，莫久坐，身体壮。

体重是反映和衡量一个人健康状况的重要标志之一。体重和健康密切相关，体重关联多种疾病，体重过轻或过重都会影响健康，因此，要吃动平衡，保持健康体重，避免体重过轻、超重与肥胖。

体重指数

体重是否正常可用体重指数 (BMI) 来判断。计算方法为：

$$BMI= 体重 \div 身高^2$$

需要注意的是，体重单位为"千克 (kg)"、身高单位为"米 (m)"。18 岁及以上成人的正常体重是指体重指数在 $18.5 \sim 23.9$ kg/㎡，若在 $24.0 \sim 27.9$ kg/㎡为超重，大于或等于 28kg/㎡为肥胖，小于 18.5kg/m² 为体重过轻。65 岁以上老年人的 BMI 可略高，建议保持在 $20.0 \sim 26.9$ kg/m²，80 岁以上的高龄老年人 BMI 建议保持在 $22.0 \sim 26.9$ kg/m²。判断儿童是否超重和肥胖可参见本书健康素养第 52 条。

此外，腰围是评价中心型肥胖的常用指标。建议成年男性腰围不超过 85 厘米，女性不超过 80 厘米（见表 2–1）。

表 2–1 中心型肥胖指标

性　别	警戒线（cm）	超标线（cm）
男性	≥ 85	≥ 90
女性	≥ 80	≥ 85

■ 体重过轻危害健康

体重过轻表明机体较为消瘦，容易导致活动耐力下降、免疫力低下、骨质疏松、贫血等健康风险。主要表现为人体脂肪、蛋白质等营养缺乏，出现贫血，导致活动耐力下降，严重时可出现头昏、头晕、四肢无力等情况。导致身体肌肉强度下降，出现腹肌薄弱，甚至胃下垂。容易导致免疫功能低下，易感染细菌、病毒等病原体，易发生感冒、肺部感染等病症，缺乏钙元素时易发生骨质疏松，在摔倒时易致骨折。

未成年人体重过轻会影响身体正常生长发育。女性体重过轻会导致体内激素水平失衡，出现月经不调、月经量减少等情况，影响排卵功能和生育。

老年人体重过轻会导致身体机能下降，关节和骨骼的肌肉支持力量变弱，更易患骨质疏松症，跌倒、骨折的风险更大，尤其是面对疾病威胁时，体内缺乏足够的营养和能量，影响免疫系统功能，增加感染风险。

出现体重偏轻时，应根据不同原因给予应对措施。如果是日常饮食的摄入量较少导致体重偏轻，建议日常生活中适量多摄入营养物质，均衡饮食，可多进食牛肉、鱼肉、鸡蛋、牛奶、新鲜瓜果、蔬菜等高蛋白、高营养食物。另外，建议养成健康的生活习惯，规律作息，适当运动，避免熬夜、戒烟酒。

如果是病理性因素导致体重偏轻，如患有慢性肠炎、甲状腺功能亢进、恶性肿瘤等疾病，人体营养摄入不足或吸收障碍等，则应先治疗原发疾病，促进机体恢复消化吸收功能，再进行体重的增加。

■ 体重超重或肥胖危害健康

体重超重和肥胖容易导致诸多健康风险。肥胖是一种由多因素引起的慢性代谢性疾病，是糖尿病、高血压、心血管疾病、中风和多种癌症发生的主要危险因素。

肥胖危害成年人健康。肥胖会增加心脏负荷，导致高血压、动脉硬化、冠心病等心血管疾病的风险增加。肥胖是糖尿病的主要风险因素之一，会导致胰岛素抵抗，使得身体难以有效地利用胰岛素来控制血糖。肥胖会导致高血脂、血管硬化，容易诱发脑血管病变、中风、阿尔茨海默病等。肥胖会限制胸廓和膈肌的运动，导致呼吸困难，增加哮喘、睡眠呼吸暂停综合征等呼吸系统疾病的发病风险。肥胖会增加骨骼的负担，导致骨质疏松、骨折等骨骼疾病的风险增加。肥胖还会引起内分泌紊乱、不孕不育和其他生殖健康问题，增加癌症、脂肪肝、多囊卵巢综合征等疾病的发病风险，并对心理健康产生负面影响。

肥胖危害未成年人健康。肥胖儿童、青少年更容易患高血压、高血脂、糖尿病等慢性疾病，这些疾病原本在成年人中更为常见，但如今却越来越多地出现在未成年人群中。儿童肥胖还可能影响骨骼发育，增加骨折、关节疾病等风险。儿童肥胖可能影响生长发育，导致性早熟。肥胖儿童可能会因为体型问题而不敢参加体育活动，影响体育成绩。肥胖儿童可能会遭受同龄人的嘲笑和歧视，导致他们产生自卑、焦虑、抑郁等心理问题，并可能进一步影响他们的学习和社交能力，使他们在学校和社会中处于不利地位。

对于体重超重或肥胖人群，应当在医生指导下制订个性化的减重计划，科学减肥，避免盲目减肥而危害健康。

保持健康体重

健康体重是指长期保持体重良好的健康状态。保持健康体重对于维护和促进健康至关重要。

控制体重不仅要求对现有的体重进行控制，更要防患于未然，防止体重过轻或超重、肥胖。不管是体重过轻还是超重肥胖，都应该高度重视，及时查找原因，如果是生活方式因素，应进行有针对性的干预；如果是疾病因素，应进行正规治疗。

大多数情况下，体重是否正常主要取决于能量摄入与消耗的平衡，即吃动平衡。食量大而身体活动量不足，多余的能量就会在体内以脂肪的形式储存下来，造成超重或肥胖；相反，进食量不足或身体能量消耗大，可引起体重过轻或消瘦。"管住嘴，迈开腿"是保持健康体重最有效的手段。

"管住嘴"就是要合理膳食。保持合理的饮食结构，荤素、粗细搭配要合理、均匀，少吃荤食，控制脂肪和糖类摄入；讲究平衡膳食，使摄入的各种食物所提供的能量能满足机体需要，而又不造成体内能量过剩（参见本书健康素养第 26 ～ 28 条）。

"迈开腿"就是要适量运动。要减少久坐时间，经常进行运动锻炼，可促进新陈代谢，消耗多余的热量，有助于减肥和保持身材（参见本书健康素养第 32 条）。

26 合理膳食

···中国公民健康素养···

膳食应以谷类为主，多吃蔬菜、水果和薯类，注意荤素、粗细搭配，不偏食，不挑食。

说膳食，贵均衡，蔬果多，谷薯丰。

荤素配，益体能，粗细配，益身形。

每天吃，十二种，不偏食，少疾病。

日三餐，能量定，不挑食，体康宁。

合理膳食是指能够提供营养全面而均衡的膳食，它要求膳食中热能和各种营养素含量充足，种类齐全，比例适当；膳食中供给的营养素与机体的需要两者之间保持平衡。我们要学习中国居民膳食科学知识，使用中国居民平衡膳食宝塔、平衡膳食餐盘等支持性工具，根据个人特点合理搭配食物。

膳食应以谷薯类为主

谷薯类食物是我国居民传统膳食的主体，是膳食能量的主要来源。谷类食物包括米、面、杂粮。在我国居民膳食中，50%～60%的能量和50%～55%的蛋白质是由谷类食物提供的，同时谷类食物也是矿物质和B族维生素的主要来源。成年人每天应摄入谷薯类食物200～300克，其中包含全谷物和杂豆类50～150克、薯类50～100克。

多吃蔬菜、水果和薯类

蔬菜、水果和薯类是维生素、矿物质、膳食纤维的重要来源。

多吃蔬菜水果。蔬菜、水果对于保持身体健康，保持肠道正常功能，提高免疫力，降低罹患肥胖、糖尿病、高血压等慢性疾病风险具有重要作用。但生活中，蔬菜、水果摄入量不足，所以提倡多吃蔬菜、水果。成年人每天应吃蔬菜300～500克，其中深色蔬菜应占1/2；水果200～350克。做到餐餐有蔬菜，天天有水果。

蔬菜和水果不能相互替换。蔬菜和水果都含有多种维生素、膳食纤维、矿物质等营养成分，但是这是两类不同的食物，所含的营养元素种类、含量比例均不同，营养价值也各有特点，两者应该是相互补充的关系，而不能相互替代。尤其是存在便秘的人群，进食富含膳食纤维的蔬菜，如黄瓜、丝瓜、苦瓜、茄子等，可促进胃肠蠕动，缓解或预防便秘。

果汁不能代替鲜果。果汁在制作过程中去除果肉，造成了一些维生素、膳食纤维等营养成分的流失或受损，还添加了一些色素、防腐剂，因此，果汁的营养和水果相比有着相当大的差距。

多吃薯类食物。薯类，如甘薯、马铃薯、木薯和芋薯等含有丰富的淀粉、膳食纤维以及多种维生素和矿物质，有利于肠道通畅。建议适当增加薯类的摄入，每周 5 次左右，每次 50～100 克。

注意荤素、粗细搭配

鱼、禽、蛋和瘦肉均属于动物性食物，是人类优质蛋白、脂类、脂溶性维生素和矿物质的良好来源，是平衡膳食的重要组成部分。目前我国部分城市居民食用动物性食物较多，尤其是猪肉。而动物性食物一般含有一定量的饱和脂肪酸和胆固醇，摄入过多可能增加患心血管疾病的风险。因此，应适当多吃鱼、禽肉，减少猪肉摄入。尤其要少吃肥肉、烟熏和腌制肉制品。建议平均每天动物性食物摄入 120～200 克，可按照每周进行总量控制，相当于每周吃水产品 2 次或 300～500 克，畜禽肉 300～500 克，蛋类 300～350 克，吃鸡蛋时不要丢弃蛋黄。

由于食物在进行精细加工过程中，损失了大量的纤维素和其他营养成分，所以必须注意粗细搭配，从而保持膳食营养结构的合理，满足人体各种营养需求。

■ 不偏食 不挑食

任何一种天然食物都不能提供人体所需的全部营养。食物可以分为谷薯类、蔬菜水果类、畜禽鱼奶蛋类、大豆和坚果类以及烹调用油盐五类。多种食物组成的膳食才能满足人体对各种营养素的需求。

偏食、挑食危害健康。偏食、挑食会导致某些营养素摄入不足、缺乏或过剩，容易引起营养不良，出现身体虚弱、消瘦、乏力等不适症状，长期如此可能会导致免疫力下降，从而增加感冒、胃肠炎、高脂血症、高血压、糖尿病、痛风等疾病的发病风险。儿童偏食、挑食会影响正常的生长发育，引起微量元素摄入不足或缺乏、贫血、体重不足、某种营养过剩而超重肥胖等风险。

食物多样化。平衡膳食就是要求食物多样化，概括起来就是"每种食物都吃，每种食物不多吃"。可通过同类食物互换、小份备餐以及荤素搭配、粗细搭配、蔬菜深浅搭配，实现食物多样化，避免偏食、挑食，实现膳食平衡。建议平均每天摄入 12 种以上食物，每周摄入 25 种以上。

合理搭配三餐。日常生活中要做到膳食平衡，食物多样；三餐规律，搭配合理；饮食有度，口味清淡。一般来说，早餐提供的能量应占全天总能量的 25% ~ 30%，午餐占 30% ~ 40%，晚餐占 30% ~ 35%。

27 膳食要清淡

···中国公民健康素养···

膳食要清淡，要少盐、少油、少糖，食用合格碘盐。

好口味，淡与清，管住嘴，少生病。
油脂多，三高增，甜食多，招疾病。
宜低盐，血压稳，宜碘盐，利家庭。

为促进国民养成健康生活方式，进一步提高国民素质，2017年，全国启动第二阶段全民健康生活方式行动，主题为"三减三健迈向健康"，其中"三减"指减盐、减油、减糖，"三健"指健康口腔、健康体重、健康骨骼。

健康的口味就是要膳食清淡，少盐、少油、少糖，即膳食不要太咸、太甜、太油腻。高盐、高糖、高脂等不健康饮食习惯，是引起肥胖、心脑血管疾病、糖尿病及其他代谢性疾病和肿瘤的危险因素。

少盐。食盐就是氯化钠，是人体不能缺乏的重要物质，有调节人体活动的作用，如维持细胞外液的渗透压，参与体内酸碱平衡的调节，在维持神经和肌肉的正常兴奋性上也有一定的作用。但是长期摄入过多的食盐会增加患高血压、脑卒中、胃癌等疾病的风险，建议成人每天食盐摄入量不超过 5 克。建议已确诊的高血压患者每人每天食盐的摄入量不超过 3 克。1 岁以下儿童膳食中不用额外添加盐。

限制食盐就是为了限制钠的摄入量，在计算食盐摄入量时，要注意计算隐形盐（钠）的含量，如酱油、酱、蚝油、味精、鸡精等各类调味品的含盐量以及腌菜、酱菜、腐乳、咸蛋、酱肉、咸鱼等高盐食品的含盐量。购买食品时，阅读营养标签，少选高盐（钠）食品。

少油。食用油是人体必需脂肪酸和多种维生素的重要来源，烹饪时，适当地使用食用油，不仅有助于食物中脂溶性维生素的吸收利用，还能够使菜肴酥松香脆。但食用油摄入过多会导致血脂升高、血液黏稠度增加、体重超重或肥胖，从而增加糖尿病、高血压、脂肪肝、冠心病、动脉粥样硬化等多种慢性病的发病风险。建议成年人每天食用油摄入量为 25 ～ 30 克。食用油分为植物油和动物油，常见的植物油包括菜籽油、花生油、玉米油、橄榄油、山茶油、棕榈油、葵花籽油、大豆油、芝麻油、亚麻籽油等，烹调时要以植物油为主，并多种植物油交替使用，少量搭配动物油。烹调方式建议多用蒸、煮、炖、焖、熘、拌、急火快炒等方法，少煎、炸，可减少食用油的使用量。生活中要少吃油炸食品和含有反式脂肪酸的食品。植物油保存时要避光、密封、低温、防水。

少糖。 糖类是人体主要营养来源之一，人体的消耗要以糖类氧化后产生的热能来维持，人体活动所需的能量大约有 70% 是靠糖类供给的。适量摄入糖类或甜食可维持人体正常生理功能，一般不会对人体造成危害。但如果长期过量食糖或吃甜食，会影响其他营养物质的摄入，使体内营养失衡、酸碱平衡失调，加速人体细胞老化，使人对外界的适应能力下降，从而影响健康。如会把体内多余的糖转化为脂肪而导致超重、肥胖。糖类摄入过量会刺激胃肠道黏膜，导致胃酸分泌过多，出现胃胀、反酸、嗳气等胃部不适。大量糖类残留口腔，糖代谢产生有机酸会促进细菌繁殖，导致龋齿的发生。会影响体内血糖的浓度，促使胰岛素分泌过多，造成碳水化合物和脂肪代谢紊乱，以及内分泌失调，可能诱发糖尿病。建议成年人每天添加糖摄入量不超过 50 克，最好控制在 25 克以下。添加糖主要来自加工食品，应不喝或少喝含糖饮料，少吃糕点、糖果等；减少烹调用糖。

■ 食用合格碘盐

碘缺乏病是由于自然环境缺碘导致人体碘摄入量不足而引起

的一系列损害。碘缺乏最大的危害是影响智力发育，造成不可恢复的智力损伤甚至智力残疾。孕妇缺碘会影响胎儿大脑发育，引起早产、流产或死胎、胎儿畸形、围产期和婴儿期死亡率增高。儿童缺碘会影响智力发育，严重缺碘会造成生长发育不良、身材矮小、痴呆等。成人缺碘可引起甲状腺肿大及其并发症、甲状腺功能减退、智力障碍。我国除高碘地区外，所有地区都推荐食用碘盐，预防碘缺乏病。甲状腺功能亢进、甲状腺炎等患者应遵医嘱。

我国对碘盐实行专营，购买碘盐务必选择小袋包装的、印有碘盐标志的产品。合格碘盐对外包装材料有严格的要求，包装上的说明和标识十分明显，字迹完整清楚。凡没有使用国家统一防伪标识的袋盐及散盐均为非碘盐。

碘盐的存放和食用要注意以下几点：

①盛放碘盐的器皿应为棕色遮光的瓶或陶瓷罐并有盖。

②碘盐应放在阴凉、干燥处，避免受日光直射和吸潮，要离开灶台存放，避免高温影响。

③碘盐存放时间不宜过长，应随用随买，适当储备。

④为防止碘丢失，做菜时不宜过早放盐，宜在食物快熟时放入；不要把碘盐放在锅里炒，更不要放在油锅里煎炸。

28 食用奶类、大豆类和坚果

提倡每天食用奶类、大豆类及其制品，适量食用坚果。

蛋白质，护生命，奶和豆，扬威名。
营养全，吸收行，强筋骨，脊梁挺。
食坚果，营养丰，适量吃，强体能。

　　蛋白质是生命的基础，占人体重量的 18% ～ 20%，是构成人体细胞组织的主要成分，是人体能量的来源之一，也是生命活动中不可缺少的酶和激素的主要成分。奶类、大豆类及其制品是容易被人体利用的优质蛋白质的重要来源，适量食用坚果有助于降低血脂水平。

每天食用奶类

常见奶类有牛奶、羊奶、马奶等，其中以牛奶的消费量最大。鲜奶可加工制成各种奶制品，如液态奶、奶粉、酸奶、奶酪和炼乳等。乳饮料不是奶制品。

食用奶类益健康。奶类是一种营养成分齐全、组成比例适宜、易消化吸收、营养价值高的天然食品，富含优质蛋白质、钙、镁、钾、锌、硒以及维生素 A、维生素 D、维生素 B_2 等营养素，适量喝牛奶具有补充人体所需的钙元素及其他营养成分、促进骨骼发育、增强免疫力等作用。奶类中蛋白质所含的必需氨基酸比例符合人体需要，其中磷酸钙易于消化吸收，是膳食钙质的良好来源，中老年人喝奶有利于骨质疏松症的预防。此外，奶类中的乳铁蛋白、免疫球蛋白等活性物质，具有改善肠道健康、增强机体免疫力等功效。建议每天饮奶 300 克或摄入相当量的奶制品。

儿童青少年多饮奶。儿童、青少年是生长发育的黄金时期，当身体新陈代谢、骨骼发育和生长、大脑发育时，都需要大量的营养。经常喝奶在一定程度上有利于补充身体所需的营养，有利于生长发育和骨骼、牙齿的健康，应该从小养成饮用牛奶、吃奶酪、喝酸奶等的习惯，增加钙、优质蛋白质和微量营养素的来源。

食用牛奶小技巧。高血脂和超重肥胖者应选择减脂、低脂、脱脂奶及其制品。部分人因乳糖不耐受，喝奶后会出现腹胀、腹痛、腹泻及排气增多等不适症状，可通过少量多次饮用，或采用酸奶、奶酪或其他低乳糖产品等措施来缓解不适症状。注意不要空腹饮奶，不要一次性饮奶过多，以免加重胃肠道负担。

■ 每天食用大豆类及其制品

大豆包括黄豆、青豆和黑豆。我国大豆制品有上百种，通常分为非发酵豆制品和发酵豆制品两类。非发酵豆制品有豆浆、豆腐、豆腐干、豆腐丝、豆腐脑、豆腐皮、香干等。发酵豆制品有腐乳、豆豉等。

大豆含丰富的优质蛋白质、不饱和脂肪酸、钙、钾、维生素 E 和膳食纤维等营养素，且含有磷脂、大豆异黄酮、植物固醇、膳食纤维等多种益于健康的成分。适当多吃大豆类及其制品可以增加优质蛋白质的摄入量，防止过多消费肉类带来的不利影响；可降低血脂和胆固醇水平，减缓血糖升高速度；增加肠道蠕动而改善消化系统功能，预防便秘；降低绝经后女性骨质疏松、乳腺癌等发病风险。建议每天摄入 15 ～ 25 克大豆或相当量的豆制品，大约相当于 100 克豆腐、50 克豆腐干、20 克腐竹、300 克豆腐脑。

■ 适量食用坚果

坚果是人们常见的休闲食品，是较好的零食和餐饮原料。坚果按照原料来源分为树坚果和果实种子。常见树坚果主要有核桃、扁桃仁、杏仁、腰果、开心果、松子、榛子等；果实种子有花生、葵花子、南瓜子等。

坚果营养丰富，含有多种氨基酸和较多的不饱和脂肪酸、蛋白质、油脂、矿物质、维生素 E 和其他维生素等营养成分，但坚果脂肪含量高，属于高能量食物。适量摄入坚果具有抗氧化、降低血脂和胆固醇、补充矿物质及其他营养素等功效，还能增加脑部营养，保护心血管健康，起到补脑健脑和增加血管弹性的作用。坚果可以作为零食食用；也可作为烹饪的辅料，加入正餐中，如西芹腰果、腰果虾仁等；还可以和大豆、杂粮等一起做成五谷杂粮粥，和主食类食物一起搭配食用。

推荐每周摄入坚果 50～70 克，平均每天 10 克左右。相当于每天吃带壳葵花子 20～25 克，或花生 15～20 克，或核桃 2～3个。食用原味坚果为首选。坚果所含能量应计入一日三餐的总能量之中，如果摄入过多，应减少一日三餐中其他食物的摄入。

29 注意食品卫生

第二章 健康生活方式与行为

···中国公民健康素养···

生、熟食品要分开存放和加工，生吃蔬菜水果要洗净，不吃变质、超过保质期的食品。

生熟食，不能混，分加工，分保存。
刀砧板，碗碟盆，严消毒，生熟分。
食蔬果，用水浸，未洗净，病原侵。
莫食用，过期品，若变质，健康损。

要注意食品卫生，生、熟食品要分开存放和加工，生吃蔬菜水果要洗净，不吃变质、超过保质期的食品。

139

■ 生食品与熟食品要分开

生食品是指制作食品的原料，如鱼虾、肉类、蛋类、禽鸟、蔬菜、粮食等。熟食品是指经过烹饪加工后能直接食用的食品，如熟肉、火腿肠、馒头、米饭等。

生食品可能带有细菌、病毒、寄生虫或虫卵，而经过加工制作后的熟食品中基本上没有这些有害成分。如果将生食与熟食混合储存或加工，用切过生食品的刀切熟食品；用盛过生食品的容器未经洗净消毒盛放熟食品等，就有可能使致病微生物、寄生虫或虫卵污染熟食品而发生疾病。因此，在食品加工、储存过程中，生、熟食品要分开，并避免生、熟食品之间直接或间接接触。冰箱保存食物时，也要注意生熟分开，熟食品要加盖储存。

加工生食与加工熟食的刀具、砧板、碗、碟、盆、锅等容器要分开使用，在对熟食加工前应把厨具严格消毒。接触过生食的手一定要洗干净后才能接触熟食。碗、筷、盘、勺等餐具应定期煮沸消毒。

■ 生吃蔬菜水果要洗净

生的蔬菜、水果可能沾染致病菌、寄生虫卵、有毒有害化学物质，生吃蔬菜、水果要洗净。生的蔬菜、水果食用前应浸泡10分钟，以便把残存的农药浸泡出来，再用直饮水或凉开水冲洗或去皮。为防止蔬菜残留农药中毒，最好按照"一洗、二泡、三烫、四炒"的步骤加工蔬菜；浸泡蔬菜时可在水中添加适量的盐，以促进农药排出。

未熟食物还可能沾染寄生虫，葱、蒜、芥末、醋等虽然对一些病原微生物有"抑制"作用，但不是"杀灭"作用，特别是对于预防伤寒、痢疾等肠道传染病毫无作用，尤其是对寄生虫根本没有多大作用。

四季豆含有皂素和凝聚素，黄花菜含有秋水仙碱等有毒成分，因此烹饪时必须焯水去毒，并烧熟煮透后再吃，以免引起中毒。

■ 不吃变质、超过保质期的食品

不食用变质食品。食品在生产、运输、储存的过程中，没有得到相应防护，就会导致食品受到污染而变质，或者储存不当、储存时间过长、超过保质期而变质。变质食品不仅失去了原有食物的色、香、味，而且营养素大量损失并含有致病微生物。如果食用变质食品，可能会带来食品安全问题，导致腹泻、呕吐、胃痛等消化系统问题，容易损害健康，导致食物中毒、致癌、致畸，甚至危及生命。如稻谷、玉米、花生等粮油食物变质会产生黄曲霉毒素，摄入后容易导致食物中毒和肝癌等癌症。

不食用过期食品。任何食品都有保质期，食物在经过一段时间后，其营养成分可能会逐渐降解。维生素、蛋白质和脂肪等营养物质的含量会减少，食物容易腐败和变质，出现异味、霉菌或细菌，因此，超过保质期或者储存不当的食品质量没有保证，所以不能食用过期食品。食物在冰箱里放久了也会变质，不能再食用。畜肉、禽肉、海产品等在放入冷冻层之前最好先分成小份，独立包装，方便取用，避免反复冻融加速腐败变质，或造成营养素破坏和丢失。从冰箱里取出的剩菜剩饭要彻底加热后再食用。

选购合格食品。要在正规超市和农贸市场选购新鲜和有益健康的食物和原料，仔细检查食材外观和食品外包装，不购买临近变质或已经变质的食材，不购买标识不全或包装破损的食品。看生产日期和保质期，不购买过期的食品，如果所购食品需要储存多日，则要计算食品的保质期。要了解食品安全标准，学会阅读食品标签。不采摘、不食用野生蘑菇，谨慎采食野菜。

30 提倡 公筷分餐

···中国公民健康素养···

珍惜食物不浪费，提倡公筷分餐讲卫生。

惜食物，资源贵，有行动，有作为。
按需购，按需备，不贪多，不浪费。
公筷勺，莫忌讳，分餐食，光盘美。
外餐剩，打包回，讲节约，遵教诲。

　　食物包括主粮、蔬菜、水果、肉、蛋、奶以及水产品等一系列主要食物产品。食物是我们赖以生存的必需品，也是国家经济发展、人民生活安康的重要支撑。

■ 珍惜食物不浪费

节约粮食是中华民族的传统美德，是保障国家粮食安全的重要举措。

食物资源宝贵，与水、土地、空气、能源以及劳动力等一系列资源密切相关。而我国资源人均占有量不高，粮食生产面临多重制约，珍惜食物有利于资源可持续利用，是建设资源节约型、环境友好型社会的应有之义。

珍惜食物、节约粮食有助于确保社会大局和谐稳定，有益于提升人民群众生活品质。近年来，受全球性疫情和多地频发的局部冲突等因素影响，世界性粮食危机再次成为国际社会普遍关注的焦点问题。我国是一个人口大国，之所以能够在国际风云变幻中保持社会稳定、人心安定，一个重要原因在于我们手中始终有粮。在全社会营造节约粮食的饮食文化，有益于帮助人们养成健康文明的生活方式，不断提升人民群众生活品质。

节约粮食是我们每个公民应尽的义务。浪费是一种可耻的行为，珍惜食物要从自身做起，杜绝浪费。对于每个家庭和个人而言，应按需采购食物，按需储备食物，按需备餐，保证食物新鲜又避免浪费。在外用餐做到适量点菜，不应为显摆阔气而超量点餐，剩餐要打包带走；自助餐应吃多少取多少，可少量多次取用，不剩饭菜，自觉践行光盘行动。

■ 提倡公筷分餐讲卫生

公筷（含公勺）分餐是卫生健康的文明用餐方式。围桌用餐时，每个用餐者都使用公筷夹菜、公勺舀汤，但不用公筷公勺进食，即"公筷夹菜，私筷进食"。分餐就是每个就餐者用餐具取拿主食和菜肴，每人一套餐具，各吃各的，吃多少就盛多少，减少食物浪费。

公筷分餐饮食方式有助于保持卫生，有专家进行对比实验发现，使用公筷可以有效减少病菌的传播，菌落数量差异高达250倍。公筷分餐可杜绝唾液、飞沫在餐桌上传播，减少通过餐具传播细菌或病毒的风险，防止"病从口入"，有效阻隔疾病口口传染，这既是尊重他人，也是保护自己，更是对社会的一份责任。就餐前可主动要求给每个就餐者配备公筷公勺，或在每道菜的容器上配备公筷公勺，也可要求提供分餐服务，将菜肴分配给每个就餐者。

在使用公筷分餐时，有的人会感到有所忌讳或"不好意思"。其实，不管是分餐还是使用公筷，在中国都有着悠久的历史。在中国的传统饮食文化中，"席地而坐，分案而食"，分餐制是古人主要的进食方式。因此，提倡公筷分餐恰恰是对中国传统饮食文化的继承和发扬，是一种文明健康的传统饮食习惯。无论是为了讲究卫生健康和饮食安全，还是弘扬中国文明礼仪和传统文化，都应该提倡使用公筷分餐。

···中国公民健康素养···

注意饮水卫生，每天足量饮水，不喝或少喝含糖饮料。

饮用水，生命源，讲卫生，讲安全。
水源处，无污染，水净化，消毒严。
饮水足，身体健，出汗后，稍加盐。
含糖饮，少沾染，糖过量，疾病缠。

水是生命之源，要注意饮水卫生，确保饮水安全；每天足量饮水，不喝或少喝含糖饮料。

讲究饮水卫生

安全卫生的饮水是指水中不能含有会对人体造成危害的细菌、病毒、寄生虫或虫卵等生物，也不能含有会对人体造成危害的化学物质。

应饮用检验合格的生活饮用水。如果饮用水不卫生，可引起急性化学性污染物中毒、寄生虫病和急性肠道传染病暴发流行，甚至引起癌症及其他严重健康问题。即便看起来干净的水，也可能含有对人体有害的物质，不经处理直接饮用可能会对身体造成损害。

平时要注意饮水卫生。未经检验的水，如山泉水等不能直接喝，以免感染寄生虫或其他疾病。如果水源受到污染，必须净化或消毒处理后才能用作生活饮用水。在一些含锰、铁、氟较高的地区，水源要进行除锰、除铁、除氟处理。

每天足量饮水

足量饮水是机体健康的基本保障。饮水不足会导致人的认知能力和身体活动能力降低，增加肾脏及泌尿系统感染发生的风险，增加饮水量和排尿量可降低肾脏及泌尿系统结石、便秘和肥胖的发生风险。

养成主动饮水的习惯。要养成经常饮水的习惯，主动饮水，不要等口渴了再喝水。在气候温和的条件下，低身体活动水平的成年男性每日饮水量为 1700 毫升，女性为 1500 毫升。注意饮水要少量多次，不鼓励一次大量饮水。应把饮水的时间分配在一天中的不同时刻，可早、晚各饮1杯（200毫升左右），其他在日常时间里均匀分布。

*儿童每天应足量饮水。*在气候温和、低身体活动水平的情况下，6岁儿童每天饮水800毫升，7～10岁儿童每天饮水1000毫升；11～13岁男生每天饮水1300毫升，女生每天饮水1100毫升；14～17岁男生每天饮水1400毫升，女生每天饮水1200毫升。建议每次课间休息时饮水100～200毫升。在天气炎热、大量运动、出汗较多时应适量增加饮水量。12岁及以下儿童不建议饮用含咖啡因的饮品。

*特殊人群增加饮水量。*从事高温作业人群，或重体力活动者，应适当增加饮水量，并及时补充淡盐水或在饮水中加入少量食盐。因为人体大量出汗会排出部分盐分，导致机体电解质紊乱和酸碱平衡失调，如果只是喝大量清水，盐分补充不及时，就会造成血液中的钠离子被稀释，导致体温升高，身体脱水，心率加快，血容量、排汗率和散热能力下降，引起低钠血症，甚至导致中暑。

■ 最好选择白开水或淡茶水

除瓶装水、"直饮水"可直接喝外，无论是在城市还是农村，饮用水应先烧开待冷却后才能喝，也就是我们平常所说的"白开水"。

*提倡饮用白开水。*白开水安全卫生，而且容易获得，是平常生活中人们喝得最多的饮用水。它清淡无味，极其普通，但对

人体的生理机理具有很重要的调理作用。中医养生学认为，白开水是中性物质，可通过排泄、排汗将体内的阴、寒、湿、毒等带出体外。白开水进入人体后可透过细胞膜而立即发挥新陈代谢功能，调节体温，输送养分，提高机体免疫能力。习惯喝白开水的人，体内脱氧酶活性高，肌肉内乳酸堆积少，不容易产生疲劳。

早晨起床后，空腹喝一杯白开水，对于中老年人来说，可降低血液黏稠度、增加血液循环容量、减少血栓、心脑血管疾病风险；对于年轻人来说，能够加速肠胃蠕动，把前一夜体内的垃圾、代谢产物排出体外，有利于减少腹部脂肪，也能使皮肤变得光滑细嫩。

睡觉前喝一杯白开水，能够缓解口干咽燥，促进胃肠道蠕动，有利于预防夜间血液黏稠度升高，但是不要饮水过量，以免造成夜间小便次数增多而影响睡眠质量。

适量饮用淡茶水。 茶叶含有茶多酚、咖啡碱、儿茶素、茶多糖及多种微量元素等。适量饮用淡茶水能够刺激胃酸分泌，加速新陈代谢；具有抗氧化、降低血压、降低血糖等诸多功效，可预防心脑血管疾病、降低某些肿瘤的发生风险。但不要长期大量饮用浓茶，以免茶叶中的鞣酸阻碍铁的吸收。在睡觉前不要饮茶。

不宜长期大量饮用咖啡。 咖啡含有咖啡因、可可碱等物质。适量饮用咖啡，有提神醒脑、利尿消肿、开胃消食、预防便秘、减肥等功效。长期或过量饮用咖啡，可导致大脑皮层亢奋而影响睡眠；导致心率增快，加重高血压病情；容易造成骨质流失，导致骨质疏松；影响胃肠道对其他营养物质的吸收，引起身体营养不良、贫血等现象。

■ 不喝或少喝含糖饮料

不喝或少喝含糖饮料，更不能用饮料代替白开水，大部分饮料含有糖添加剂以及其他人工合成添加剂，过多摄入这些添加剂不利于人体健康。含糖饮料的糖分含量高，会降低人体胰岛素敏感性，容易导致肝脏脂肪过氧化，血糖升高，增加患糖尿病的风险。含糖饮料属于高糖、高热量食物，多余的糖在体内堆积形成脂肪，容易导致身体肥胖。含糖饮料的糖类物质存留在牙齿表层，导致细菌繁殖产酸，破坏牙釉质，形成龋齿。经常喝含糖饮料还会降低食欲，造成人体营养不均衡。

32 科学健身，贵在坚持

···中国公民健康素养···

科学健身，贵在坚持。健康成年人每周应进行 150～300 分钟中等强度或 75～150 分钟高强度有氧运动，每周应进行 2～3 次抗阻训练。

说健身，益健康，讲科学，有良方。

成年人，做有氧，中强度，时间长；

高强度，要适量；练抗阻，体格壮。

动有益，防病恙，贵坚持，人寿康。

生命在于运动。科学健身是健康的行为和生活方式，缺乏运动是发生多种慢性病的重要原因。

■ 科学健身 贵在坚持

身体活动是指由于骨骼肌收缩产生的机体能量消耗增加的活动，包括职业活动、交通出行活动、家务活动、业余活动，其对健康的影响取决于活动的方式、强度、时间和频度。

科学健身。 科学健身是在科学理论指导下，根据自身健康情况，以改善或保持身体素质、身体功能或健康为目的，开展有计划、有针对性的身体活动和运动锻炼。无论进行何种运动，首先要确保运动过程中的安全性，根据个人的身体状况、精神状况、年龄、目的等，制订简单易行的、具有科学性的健身方案。通过科学合理的锻炼计划，选择适合自身特点的运动方式和合适的运动强度，控制运动时间和频率，包括增加肌肉力量、灵活性和耐力训练等，确保身体各个部位都得到锻炼，并且根据具体情况随时改变健身的内容和方式，以达到预期的健身效果。科学的健身活动既可以参加集体、社区组织的健身活动，也可以进行自我锻炼，不受任何组织的约束和控制。

动则有益。 适量身体活动有益身心健康，动则有益。运动可促进心跳和呼吸加快、循环血量增加、心肺功能增强、代谢和产热加速，这些反应是产生健康效益的生理基础。适量身体活动能够对身体肌肉和骨骼进行锻炼，塑造健康形体，增强骨骼和肌肉力量，提高骨密度，改善骨质疏松，预防跌倒等意外事故，减

少骨折、驼背的发生。运动有助于处理碳水化合物和胰岛素，有助于预防和减轻糖尿病。运动能促进脂肪代谢，减少脂肪沉积，有助于预防和改善超重和肥胖，降低高血压、心脏病、脑卒中、高血脂、高胆固醇、糖尿病等慢性病风险。可延缓慢性病患者的病情进展、减少并发症、延长生存时间、提高生存质量。能够增强身体各部分机能，提高免疫力、增强防病抗病能力、延缓衰老、使人长寿；能够促进血液循环，使大脑更加敏锐、促进智力发育、提高睡眠质量、提高学习和工作效率；能够调节心情、驱除烦恼，有益心理健康，提高生活质量和幸福感，促进社会和谐。

融入生活。要把运动融入日常生活和工作之中。可选择自己感兴趣的简便运动项目，提高运动的乐趣和动力，使健身过程更加愉快和有效，从而有利于长期坚持。如利用上下班时间、工作间隙、家务劳动和闲暇时间，尽可能地增加走路、骑自行车、爬楼梯的机会；尽可能减少出行开车、坐车、久坐等。坐公交车，提前一站下车；每周主动少驾车，骑车上班或走路上班。站着打电话，同事之间办事尽可能走过去当面办理或交流，争取不打电话、少乘电梯、多爬楼梯等。久坐者，每小时起来活动一下，做伸展运动或健身操。在家里尽量减少看电视、手机和其他屏幕的时间。采取站立、扎马步等姿势看电视。多进行散步、逛街、打球、遛宠物、踢毽子等活动。利用社区公共的免费体育健身器材进行锻炼，有条件的家庭可配备适合家庭成员使用的小型、便携、易操作的健身器材。

■ 有氧运动、无氧运动和抗阻运动

健康成年人每周应进行 150 ～ 300 分钟中等强度或 75 ～ 150 分钟高强度有氧运动，每周应进行 2 ～ 3 次抗阻训练。

有氧运动。 有氧运动是指躯干、四肢等大肌肉群参与为主的、有节律的、时间较长的、能够维持在一个稳定状态的身体活动，其特点是强度低、耗能小、有节奏、不中断和持续时间长，可改善心肺功能。如游泳、步行、快走、慢跑、竞走、滑冰、长距离游泳、骑自行车、打太极拳、跳健身舞、跳绳、做韵律操、篮球、足球、旅游、唱歌跳舞等。

无氧运动。 无氧运动通常强度较高，超出了心血管系统向肌肉细胞供氧的能力范围，具有负荷强度高、持续时间短、疲劳消除慢、短距快速等特点，可增强肌肉力量。持续活动时间一般只能维持很短的时间，一般 2 ～ 3 分钟，如短跑、举重、投掷、跳高、跳远、拔河、肌力训练等。

抗阻运动。 抗阻运动是指肌肉为了对抗阻力所进行的主动运动，能够刺激肌肉生长、增强肌肉力量、提升肌肉耐力，使体格更加强壮。抗阻运动的阻力可来自他人、自身或健身器械，常见的运动形式有俯卧撑、引体向上、平板支撑、哑铃、弹力带、站姿划船等。从广义上讲，以任何形式对抗阻力的运动都可以称为抗阻运动。不同个体、不同身体部位的肌肉力量差异较大，可根据个人运动素质和技能确定阻力负荷和活动组次数，循序渐进。

■ 运动强度

运动强度可通过心率来估算，最大心率计算方法如下：

最大心率（次/分）= 220 - 年龄（岁）。

运动时心率达到最大心率的 55%～80%，身体活动水平则达到了中等强度。运动时心率达到最大心率的 85% 及以上，身体活动水平则达到了高等强度。

特殊人群，如婴幼儿、孕妇、65 岁以上老年人、慢性病患者、残疾人等，应根据自身健康状况，在运动锻炼前进行咨询，获得医生和运动专业人员的指导，选择运动强度适宜的身体活动。慢性病患者通过适量运动可以延缓病情进展、减少并发症、延长生存时间、提高生存质量。

■ 确保运动安全

为了确保运动的安全性和有效性，老年人和/或慢性病患者在运动前需要进行必要的健康检查和风险评估，明确运动的适应证和禁忌证。因为每个人的身体健康状况不同，所以不要盲目仿效同伴或跟同伴比较，应在家庭医生或专业人士指导下制定身体活动方案或运动处方，选择适合自己的运动方式、运动强度、运动时长和运动频率，避免运动强度过大、运动时间过长、运动难度过高而发生运动安全风险。

确保运动环节的完整性，一次完整的运动包括运动前要做准备活动、运动后应进行整理拉伸，预防肌肉拉伤或其他运动损伤。

要随时留意运动场地和运动器材的安全状况，注意运动场地和设备是否符合运动安全要求，了解运动器材的使用方法；要注意观察自己的身体状况，适时调整运动方式、运动强度和运动时长，以达到预期的健身效果并避免运动损伤。要根据环境改变以及天气炎热、寒冷、大风或潮湿的变化，针对具体情况调整运动方式，如减速、减量，或者在室内运动。如果运动中发生持续性的头晕、呼吸困难、心慌胸闷等不适症状或运动损伤，应停止活动，必要时及时就医。

33 吸烟危害健康

···中国公民健康素养···

不吸烟（含电子烟），吸烟和二手烟暴露会导致多种疾病。电子烟含有多种有害物质，会对健康产生危害。

说吸烟，害健康，身体差，染病恙，

自吸烟，自身伤，二手烟，害同行。

尼古丁，瘾断肠，烟焦油，致癌强。

心血管，遭祸殃，呼吸道，肺损伤。

烟无害，瞎扯谎，电子烟，同提防。

烟害大，损健康，不吸烟，新风尚。

烟草制品包括卷烟、雪茄烟、烟丝、复烤烟叶等传统烟草制品和加热不燃烧烟草、电子烟、中药保健烟等新型烟草制品。吸烟危害健康是全世界公认的事实，烟草对健康的危害已经成为当今世界最严重的公共卫生问题之一。

◼ 烟草烟雾的主要有害成分

烟草燃烧所产生的烟雾是由 7000 多种化合物所组成的复杂混合物，其中几百种是有毒的，主要有害成分包括尼古丁、烟焦油、一氧化碳、多环芳香烃、氰化氢、挥发性亚硝胺、氮氧化合物、甲醛以及重金属元素镍、镉等，它们是造成吸烟者成瘾和健康损害的罪魁祸首。

尼古丁。又名"烟碱"，是一种精神活性物质，具有高度成瘾性。尼古丁进入肺部吸收，肺部里的血液可使尼古丁通过血循环快速到达大脑，刺激脑内释放大量多巴胺，使吸烟者产生烟草依赖而无法摆脱烟瘾。吸烟成瘾者需进行戒烟专业治疗。此外，尼古丁还可以引起血管收缩，导致血压升高；使血管内膜受损，引起冠状动脉痉挛，诱发心绞痛和心肌梗死；引起心跳加快。

烟焦油。俗称"烟油"，被国际癌症研究中心定义为"A类致癌物"，是吸烟过程中由烟草燃烧后产生的黑色物质，它在烟雾中以细小颗粒的形式存在，是导致人体细胞癌变的最主要物质。烟焦油是众多烃类及烃的氧化物、硫化物及氮化物的极其复杂的混合物，其中包括苯并芘、镉、砷、苯、甲醛、氯乙烯、氢氰酸、多环芳香烃、亚硝胺以及放射性同位素等多种致癌物质，以及苯酚类、富马酸等促癌物质，虽其量极微，但具有经常、反复、长期的积累作用，可附着于吸烟者的气管、支气管和肺泡表面，产生物理、化学性刺激，是引起肺癌和喉癌的主要原因，也会加重慢阻肺、哮喘、呼吸道感染等疾病的症状，损害人体的呼吸功能。烟焦油还会使吸烟者的手指和牙齿发黄。

*一氧化碳。*是一种无色无味的气体，每支卷烟可以产生20～30毫升的一氧化碳。一氧化碳吸入人体后，进入血液循环，它与血红蛋白的亲和力比氧气高260倍，从而形成丧失携氧能力的碳氧血红蛋白，导致动脉壁缺氧、水肿。吸烟者在冬季封闭的房间中吸一支烟，全家人血液中的碳氧血红蛋白就会升高6倍。一氧化碳还会使胆固醇储量增多，加速动脉粥样硬化。

■ 吸烟和二手烟暴露危害健康

我国吸烟人数超过3亿人，约有7.4亿不吸烟者遭受"二手烟暴露"（俗称为"吸二手烟"）的危害。吸烟和二手烟暴露导致呼吸系统疾病、恶性肿瘤、心脑血管疾病、糖尿病等多种慢性疾病以及其他健康损害，给整个社会带来了沉重的负担；戒烟和避免二手烟暴露可明显降低上述疾病的发病风险，改善疾病预后，有利于疾病向好的方向发展。

*损害呼吸系统功能。*吸烟损害肺部结构、肺功能和呼吸道免疫系统功能，导致慢阻肺、间质性肺疾病等多种呼吸系统疾病，增加呼吸系统感染、肺结核、支气管哮喘、小气道功能异常、静脉血栓塞症、睡眠呼吸暂停综合征、尘肺的发病风险。

导致多种恶性肿瘤。烟草烟雾中至少含有 70 种致癌物，吸烟可导致多种恶性肿瘤。吸烟和吸二手烟时，人体就会暴露于这些致癌物中，引起体内关键基因发生永久性突变并逐渐积累，正常生长调控机制失调；能直接引起肺癌发生，肺癌死亡者中 85% 以上为吸烟者。吸烟还可导致口腔癌、喉癌、舌癌、食管癌、肝癌、胃癌、膀胱癌、宫颈癌、卵巢癌、胰腺癌、肾癌等恶性肿瘤发生。增加急性白血病、鼻咽癌、结直肠癌、乳腺癌的发病风险。

导致心脑血管疾病。吸烟是心脑血管疾病的重要危险因素。吸烟会损伤血管功能，增强氧化应激水平和炎症反应，导致血管腔变窄，动脉血流受阻，促进血栓形成，引起心肌能量代谢障碍等，从而引发多种心脑血管疾病，加重心脑血管疾病的其他危险因素，导致动脉粥样硬化、冠状动脉粥样硬化性心脏病、脑卒中、外周动脉疾病，增加高血压发病风险。吸烟量越大，吸烟年限越长，疾病的发生风险越高。

增加胰岛素抵抗。吸烟使拮抗胰岛素的激素分泌增加，影响细胞胰岛素信号转导蛋白的合成，抑制胰岛素的生成，引起脂肪组织的再分布，上述因素均可增加胰岛素抵抗。吸烟可以导致 2 型糖尿病，吸烟量越大，起始吸烟年龄越小，吸烟年限越长，发病风险越高。吸烟可以增加糖尿病大血管和微血管并发症的发生风险。长期戒烟可以降低吸烟者的 2 型糖尿病发病与死亡风险。

引发其他健康损害。吸烟还可导致一些其他的疾病，如慢性气管炎、肺气肿、消化性溃疡、白内障等疾病；加重骨质疏松症；使男性神经功能退化，导致性功能降低、勃起功能障碍、早泄、阳痿等症状；烟草烟雾中的有害物质可能影响男性精子的质量和活性，导致不孕不育；可危害女性自身健康，导致女性绝经期提前；可通过胎盘进入胎儿体内，影响胎儿发育，导致婴儿出生体重降低、早产、婴儿猝死综合征等危害。现在吸烟者中将来会有一半人因吸烟而提早死亡。世界卫生组织报告认为，每3个吸烟者中就有1个死于吸烟相关疾病，吸烟者平均寿命比不吸烟者缩短10年。

二手烟暴露危害大。 二手烟中含有大量的致癌物质、促癌物质和其他有害物质，不吸烟者暴露于二手烟，同样会增加吸烟相关疾病的发病风险。二手烟暴露可导致儿童哮喘、冠心病、肺癌、脑卒中和慢阻肺等疾病。孕妇暴露于二手烟可导致婴儿出生体重降低、出生缺陷、早产、流产以及婴儿猝死综合征等危害。室内吸烟比所有其他室内空气污染物危害更大。二手烟暴露并没有所谓的"安全水平"，短时间暴露于二手烟之中也会对人体的健康造成危害，排风扇、空调等通风装置存在也无法完全避免非吸烟者吸入二手烟。室内完全禁止吸烟是避免二手烟危害的唯一有效方法。

总之，吸烟、吸二手烟都会严重危害健康。吸入烟量越大、吸烟年限越长和开始吸烟年龄越早，患吸烟相关疾病的风险越高。即使吸入少量烟草、烟雾也会对人体造成危害。戒烟可明显降低癌症和其他相关疾病的发病风险，并改善疾病预后。

■ 烟草严重危害青少年健康

青少年吸烟或暴露于二手烟会对青少年的骨骼发育、神经系统、呼吸系统及生殖系统发育等造成严重损害。还会损害大脑，使记忆力减退、精神不振、学习成绩下降。影响正常发育，特别是性激素水平，使睾丸酮分泌下降20%～30%，使精子量减少、发生畸形；使少女月经初潮期推迟，经期发生紊乱。导致冠心病、高血压病和肿瘤等相关疾病的发病年龄提前。导致"烟草中毒性弱视"，表现为视物不清、视野改变、色觉异常。增加发生支气管哮喘、急性中耳炎、呼吸道疾病、肺功能下降、急性中耳炎以及多种儿童癌症等发病风险。

青少年正处在生长发育和身心成长的重要时期，有比较强烈的好奇心，对于吸烟建立的长期慢性危害的认识还不够，如果家里有人吸烟，或经常处在吸烟环境，那么儿童在15岁前尝试吸烟的可能性会增加近70%。他们一旦开始吸烟，极易形成终身吸烟的陋习，造成持续性健康危害。尝试吸烟的年龄越小，长大后越有可能成为烟民，甚至终生成瘾。

因此，吸烟者不要在家里以及青少年面前有吸烟和使用各种新型烟草制品的行为，以免危害青少年身心健康，更重要的是不要因此而培养青少年吸烟的行为习惯。要教育青少年，拒绝第一支烟，包括拒绝"中药保健烟"、电子烟等新型烟草制品。

■ 电子烟危害健康

电子烟是一种模仿卷烟的电子产品，主要由烟油、加热系统、电源和过滤嘴四部分组成。电子烟的烟雾中含有尼古丁、多环芳香烃、挥发性有机化合物、超细颗粒、重金属和硅酸盐等有害物质，甚至含有致癌物质（如甲醛）等。各种有害物质同样会被吸入人体，导致多种健康危害，既容易吸食成瘾，又会对全身多个器官和系统产生影响，并具有潜在致癌作用。可直接刺激呼吸道、鼻腔和口腔黏膜，导致出现咳嗽、鼻炎、咽喉炎等。使用电子烟会增加心血管疾病和肺部疾病的发病风险，影响胎儿发育。尤其是电子烟还含有一些未注明的未知物质成分，它们对健康的影响更令人担忧。此外，大多数电子烟使用者同时使用卷烟或其他烟草制品，两种或多种烟草制品导致的健康危害可能会产生叠加。

一些电子烟生产商、经销商宣称电子烟"轻松戒烟""清除肺毒""对身体无害"，实则是一种骗人的谎言，应加以提防，不要使用电子烟来戒烟！

特别是对于青少年而言，电子烟对其具有非常大的吸引力，不仅会对他们的大脑发育及其身心健康成长造成不良后果，还会诱导和培养他们吸烟和使用电子烟的陋习，导致成年后吸烟而成为新一代烟民，其危害更为深远。

■ 不存在无害的烟草制品

不存在无害的烟草制品，只要吸烟即有害健康。相较于普通卷烟，吸"低焦油卷烟"并不会降低吸烟带来的危害，反而容易诱导吸烟，影响吸烟者戒烟。这主要是因为吸烟者在吸"低焦油卷烟"的过程中存在"吸烟补偿行为"，包括用手指和嘴唇堵住滤嘴上的透气孔、加大吸入烟草烟雾量和增加吸卷烟支数等。

"吸烟补偿行为"并未减少吸烟者吸入的焦油和尼古丁等有害成分。

"中草药卷烟"实际是把中草药或其制品加入滤嘴或者烟丝中，烟草推销商往往大肆宣传其中草药的药用功能，谎称"这些制品不是卷烟，而是国家认可的中医养生保健品，不在控烟的范围，不仅没有危害，反而有利健康"。诸如此类的谎言，蒙骗了广大消费者，在社会上造成极大的危害。事实上，《中华人民共和国烟草专卖法实施条例》已明确将电子烟等新型烟草制品纳入管制，并参照卷烟的有关规定执行。

"中草药卷烟"燃烧后，其中草药已失去了原有的药性，并不具备治病药效，吸入体内的不是中药而是有害的烟雾。研究显示，"中草药卷烟"吸烟者体内尼古丁、亚硝酸盐等有害成分含量与吸普通卷烟者无差别。尤其是烟草制造商还添加了诸多没有注明的未知物质成分，它们对健康的危害更加令人担忧，如果因此发生过敏或健康损害，其治疗就更加困难。由此可见，"中草药卷烟"并没有什么保健功能，只有损害健康的恶果，它与普通卷烟一样只会对生命健康造成危害。

需要强调的是，"低焦油卷烟"和"中草药卷烟"的宣称是违法的，完全是烟草商瞎扯的谎言，其目的就在于提高卷烟的吸引力，从而诱导吸烟者增加吸烟量，欺骗不吸烟者尝试吸烟，削弱吸烟者戒烟的意愿。

34 戒烟越早越好

···中国公民健康素养···

烟草依赖是一种慢性成瘾性疾病。戒烟越早越好。任何年龄戒烟均可获益，戒烟时可寻求专业戒烟服务。

烟成瘾，害无边，是慢病，损康健。

吸烟者，早戒烟，拒烟害，绝烟缘。

找专业，助戒烟，有门诊，有热线。

烟瘾重，戒烟难，下决心，立志坚。

烟草依赖是一种慢性成瘾性疾病，且具有高复发的特点。吸烟者要尽可能戒烟，只要有戒烟的恒心和毅力，并获得戒烟门诊的专业服务，任何人都能彻底戒烟。

烟草依赖是一种慢性成瘾性疾病

烟草制品中的尼古丁可导致烟草依赖（又称尼古丁依赖）。世界卫生组织（WHO）已将烟草依赖作为一种疾病列入国际疾病分类（ICD-10，F17.2)，确认烟草是目前人类健康的最大威胁。

烟草依赖不是一种行为习惯而是一种高成瘾性的慢性疾病，且具有高复发的特点。烟草制品都含有尼古丁，尼古丁被摄入身体后，其成瘾性可危害于无形，致病于长远，造成人体多个系统损害。吸烟者减少或停止吸食烟草后会出现戒断症状，如心烦、焦虑、坐立不安、易激惹、情绪低落等情绪上的症状，也有心慌、心悸、头晕、恶心、出汗、流泪、打哈欠等躯体上的成瘾表现。其依赖程度可根据吸烟量、戒断症状严重程度、临床评定量表得分判定。要戒除烟瘾就需要进行反复干预和多次戒烟治疗。

吸烟危害健康是国际社会的普遍认知，全社会应提倡无烟文化，倡导无烟婚礼、无烟家庭，礼尚往来不送烟、烟草制品及电子烟，每个人都应充分了解吸烟和吸二手烟的严重危害，不吸烟者千万不要尝试吸烟。

吸烟可引起火灾事故

吸烟是引起火灾的重要原因之一，起火原因大多是吸烟者卧床吸烟、乱丢烟头而引燃周围可燃物，导致居民楼宇、办公场所、生产车间、商场、仓库、森林等火灾，严重威胁生命安全，造成经济损失，危害社会稳定。全世界火灾中有 20% 是由吸烟引起。

香烟在缓慢燃烧时，虽然不产生火焰，但会阴燃而释放大量的热量，其中心部位温度高达 700 ～ 800℃，在卷纸的燃烧边缘温度达 200 ～ 300℃，远高于纸张、棉被、木屑、纤维织物等常见物的燃点。未熄灭的烟头一般能持续燃着 1 ～ 4 分钟，在这段时间内，足以引起固体可燃物和易燃液体、气体燃烧。有时烟头扔在垃圾桶里、植被中、木屑中、家具内等隐蔽处，可阴燃几十分钟，很难被发现，危险性更大。

因此，吸烟者应高度警惕吸烟火灾。吸烟者尽量避免在室内沙发上或卧床吸烟，更不要在身体疲倦时或饮酒后吸烟。严禁在一切易燃易爆单位、物资仓库、商场、车间、山林草丛和其他一切禁烟区内吸烟。吸烟只能在指定的吸烟区进行，不要随地或向楼下乱扔烟头，一定要确保烟头完全熄灭后扔进烟灰缸或指定地点。

如果吸烟导致火灾，将要承担法律责任。根据《中华人民共和国消防法》第六十四条第二项的规定，过失引起火灾的，尚不构成犯罪的，对直接责任人处 10 日以上 15 日以下拘留，可以并处 500 元以下罚款；情节较轻的，处警告或者 500 元以下罚款。对在禁止吸烟场所吸烟，导致火灾事故，致人重伤、死亡或者使公私财产遭受重大损失的，根据《中华人民共和国刑法》第一百一十五条第二款的规定，对直接责任人应追究失火罪，处三年以上七年以下有期徒刑；情节较轻的，处三年以下有期徒刑或者拘役。

■ 戒烟越早越好

戒烟有利于身体健康。吸烟者应积极戒烟，戒烟越早越好。戒烟可改善味觉，增强食欲，改善身体营养不良状况。增强心肺功能，避免肺组织的持续损伤，从而降低患肺癌、慢阻肺、肺炎、支气管炎等病风险。女性在怀孕前 4 个月开始戒烟，可降低流产、早产、死产及胎儿发育不良等风险。戒烟可显著降低吸烟者冠心病等多种慢性病的发病和死亡风险，并可延缓疾病的进展和改善预后。减少吸烟量并不能降低其发病和死亡风险。

2012 年卫生部发布的《中国吸烟危害健康报告》指出，戒烟 1 年后，戒烟者发生冠心病的风险大约降低 50%；戒烟 10 年后，戒烟者肺癌发病风险降至持续吸烟者的 30%～50%；戒烟 15 年后，戒烟者发生冠心病的风险将降至与从不吸烟者相同的水平。

任何年龄戒烟均可获益。35 岁以前戒烟，因吸烟引起心脏病的风险将降低 90%；59 岁以前戒烟，在 15 年内死亡的可能性仅为继续吸烟者的一半；即使年过 60 岁戒烟，其肺癌死亡率也大大低于继续吸烟者。可以说任何时候戒烟都不晚。

■ 寻求专业戒烟服务

对于烟民来说，戒烟是件很困难的事，多数人清楚吸烟有害健康，但烟瘾却让人无法自拔。只要有戒烟的意愿并掌握一定的戒烟技巧，都能做到彻底戒烟。

吸烟者在戒烟过程中可能出现不适症状，可寻求专业戒烟服务，包括医疗卫生机构的戒烟门诊、专业移动戒烟资源、戒烟热线等，有条件的地区可在社区寻求戒烟帮助。

戒烟专业服务包括对吸烟情况、成瘾情况和戒烟意愿等进行评估，针对吸烟者个体情况制定个性化戒烟方案，如戒烟药物、行为干预、戒烟咨询等，并对戒烟过程进行随访，了解和帮助解决戒烟过程中遇到的问题，帮助吸烟者完成戒烟过程。

■ 遵守控烟法规和政策

世界卫生组织制定了第一部国际公共卫生条约——《烟草控制框架公约》。我国于 2003 年签署该公约，2005 年经全国人民代表大会批准，2006 年 1 月在我国正式生效。我国不断加强控烟法治建设，出台了诸多关于禁止吸烟的法规和政策，各地方还出台了专门的控烟地方性法规，为加强控烟执法监督、控制吸烟危害、保护公共健康、促进精神文明提供了有力保障。社会公众应该自觉遵守国家和当地的控烟法规和政策。

《"健康中国 2030"规划纲要》第五章第二节"开展控烟限酒"指出："全面推进控烟履约，加大控烟力度，运用价格、税收、法律等手段提高控烟成效。深入开展控烟宣传教育。积极推进无烟环境建设，强化公共场所控烟监督执法。推进公共场所禁烟工作，逐步实现室内公共场所全面禁烟。领导干部要带头在公共场所禁烟，把党政机关建成无烟机关。强化戒烟服务。到 2030 年，15 岁以上人群吸烟率降低到 20%。"《健康中国行动（2019—2030 年）》把控烟行动列为十五项健康中国行动之一。

《中华人民共和国基本医疗卫生与健康促进法》第七十八

条规定："国家采取措施，减少吸烟对公民健康的危害。公共场所控制吸烟，强化监督执法。烟草制品包装应当印制带有说明吸烟危害的警示。禁止向未成年人出售烟酒。"

《公共场所卫生管理条例实施细则》第十八条规定："室内公共场所禁止吸烟。公共场所经营者应当设置醒目的禁止吸烟警语和标志。室外公共场所设置的吸烟区不得位于行人必经的通道上。公共场所不得设置自动售烟机。公共场所经营者应当开展吸烟危害健康的宣传，并配备专（兼）职人员对吸烟者进行劝阻。"

《中华人民共和国未成年人保护法》第五十九条规定："学校、幼儿园周边不得设置烟、酒、彩票销售网点。禁止向未成年人销售烟、酒、彩票或者兑付彩票奖金。烟、酒和彩票经营者应当在显著位置设置不向未成年人销售烟、酒或者彩票的标志；对难以判明是否是未成年人的，应当要求其出示身份证件。任何人不得在学校、幼儿园和其他未成年人集中活动的公共场所吸烟、饮酒。"

《中华人民共和国广告法》第二十二条规定："禁止在大众传播媒介或者公共场所、公共交通工具、户外发布烟草广告。禁止向未成年人发送任何形式的烟草广告。禁止利用其他商品或者服务的广告、公益广告，宣传烟草制品名称、商标、包装、装潢以及类似内容。烟草制品生产者或者销售者发布的迁址、更名、招聘等启事中，不得含有烟草制品名称、商标、包装、装潢以及类似内容。"

《中华人民共和国烟草专卖法》第五条第二款规定："国家

和社会加强吸烟危害健康的宣传教育，禁止或者限制在公共交通工具和公共场所吸烟，劝阻青少年吸烟，禁止中小学生吸烟。"

第十七条规定："国家制定卷烟、雪茄烟的焦油含量级标准。卷烟、雪茄烟应当在包装上标明焦油含量级和'吸烟有害健康'。"

第十八条规定："禁止在广播电台、电视台、报刊播放、刊登烟草制品广告。"

《中华人民共和国烟草专卖法实施条例》第六十五条规定："电子烟等新型烟草制品参照本条例卷烟的有关规定执行。"

35 少饮酒 不酗酒

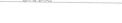

···中国公民健康素养···

少饮酒，不酗酒。

说饮酒，莫过量，酗醉酒，损健康。
降食欲，伤肝脏，坏血管，坏胃肠。
酒中毒，发癫狂，诱犯罪，意外伤。
十五克，限酒量，不饮酒，寿而康。

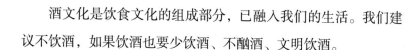

酒文化是饮食文化的组成部分，已融入我们的生活。我们建议不饮酒，如果饮酒也要少饮酒、不酗酒、文明饮酒。

■ 经常过量饮酒的危害

酒的主要成分是乙醇（酒精）和水，几乎不含有营养成分。酒精对身体的大部分器官和系统都产生危害，有引发成瘾、依赖的特性。经常过量饮酒包括醉酒、酗酒，会使酒精对人体组织器官和各系统长期不断刺激，引起酒精依赖，造成营养不良，导致代谢功能紊乱而引起各种慢性疾病，还可能诱发犯罪和意外事故，对个人健康和社会安定都是有害的。饮酒问题已成为全社会关注的公共卫生问题。

导致酒精依赖。长期过量饮酒会导致饮酒者无法控制自己的酒瘾，可引起内脏系统和神经系统、心理健康的严重损害，出现戒断症状，严重者甚至发生"酒精中毒性精神病"。如果出现无法克制的对酒的渴望，不喝酒就会感到身体、心理上不舒服，甚至出现幻觉、妄想等精神症状，这是酒精依赖症的表现，需要到综合医院的精神科或精神专科医院就诊。

引起多种慢性疾病。长期过量饮酒会增加血管硬化、高血压、脑卒中（中风）、精神障碍等疾病的风险，引起慢性胃肠道疾病、上消化道出血等。长期过量饮酒可导致脂肪肝、肝静脉周围纤维化、酒精性肝炎、急慢性酒精中毒等，严重时会造成酒精性肝硬化。女性饮酒可增加患乳腺癌的风险，育龄女性饮酒可使卵巢发生脂肪性变性和排出不成熟卵细胞，引起不孕、流产、胎儿畸形，甚至影响胎儿出生后的智力发育。酒后孕育或怀孕期饮酒可造成儿童智力障碍、癫痫及各种生理缺陷。

造成营养不良。酒的主要成分除酒精和水外，几乎不含有营养成分，1 克酒精可提供 7 千卡的热量，产热能力仅次于脂肪。经常过量饮酒，会使食欲下降，食物摄入量减少，从而导致多种营养素缺乏。经常过量饮酒，可引起代谢功能紊乱，对肠黏膜和肝脏功能造成损害，引起胰腺炎，从而影响几乎所有营养物质的消化、吸收和转运，导致酒精性营养不良。酒精对肝脏有直接的毒性作用，干扰脂类、糖类和蛋白质等营养物质的正常代谢，同时也影响肝脏的正常解毒功能，加重营养不良。

诱发犯罪和意外事故。过量饮酒会导致人的中枢神经受到影响，使人神志不清，极易造成交通事故及其他意外事故，容易诱发暴力事件和其他犯罪，如家庭暴力、人身攻击、性暴力等，危害个人健康和社会安全。

■ 少饮酒　不酗酒

为保护健康，应自觉地限量饮酒，最好不饮酒。建议成年人一天饮用酒精量不超过 15 克，相当于啤酒 450 毫升、葡萄酒 150 毫升、低度白酒 50 毫升，高度白酒 30 毫升。孕妇、乳母、慢性病患者禁止饮酒。从事驾车、操纵机器、高空作业或水下作业等特定职业人群，在作业前禁止饮酒。高血脂、高血压、冠心病等患者如果有饮酒习惯应戒酒。

少年儿童处于生长发育阶段，身体的各脏器功能尤其是消化系统、神经系统没有发育成熟，对酒精的解毒能力弱，此时饮酒会影响身体的正常发育，致使智力减退，学习退步，甚至诱发犯罪。即使少量饮酒也会轻则头痛头晕，使注意力、记忆力、判断力、学习能力有所下降，重则急性酒精中毒，造成昏迷，甚至死亡。

■ 提倡文明饮酒

在酒文化的氛围下，难免会在社交场合、亲友聚餐时出现饮酒情况，饮酒往往感觉上更体现热情和亲密的关系，并能烘托气氛。这时，我们建议文明饮酒。

每个人对于酒精的耐受程度有差异，有些人喝一点酒就会产生过敏反应，甚至昏迷；有些人耐受力强，大量饮酒身体也没有反应。饮酒对健康并无益处，最好是不饮酒。若饮酒应控制饮酒量，注意饮酒时不劝酒、不酗酒，适量而止。此外，饮酒时最好选用低度酒，如啤酒、葡萄酒或黄酒等。不要空腹饮酒，摄入一定量食物可减少对酒精的吸收。饮酒时不要同时喝碳酸饮料，以免加速酒精吸收。不要劝酒，不要借酒消愁。

饮酒前后，都不要服用头孢类抗生素以及阿司匹林、布洛芬、对乙酰氨基酚等非甾体类抗炎药，另外，甲硝唑、酮康唑、呋喃唑酮等药也不能使用，以免酒精和药物产生作用而导致不良反应，甚至发生严重的双硫仑样反应。饮酒后不要服用安眠药，以免酒精和安眠药协同作用，加重中枢神经系统的抑制性，严重的甚至会导致嗜睡、昏迷以及窒息等情况。

喝酒后不要倒头就睡、不要喝咖啡、不要洗澡、不要运动、不能驾驶车辆、不能从事高空作业等。饮酒后如有不适，应及时就医。

对于饮酒的同伴要相互照顾，尤其是对于过量饮酒、醉酒者，要告知其家人，防止发生意外。

36 维护心理健康

···中国公民健康素养···

重视和维护心理健康，遇到心理问题时应主动寻求帮助。

心理健，要重视，遇困扰，语人知。

减压力，调情志，心理病，可控制。

每个人一生中都会遇到这样或那样的心理健康问题，要重视和维护心理健康，主动学习有关心理健康的知识，自觉调节自己的心态；学会与他人沟通和相互理解，建立良好的人际关系；增强对各种心理异常的识别和判断能力。

■ 什么是心理健康

心理健康是指心理的各个方面及活动过程处于一种良好或正常的状态，是现代健康不可分割的重要组成部分。心理健康的理想状态是保持性格完好、智力正常、认知正确、情感适当、意志合理、态度积极、行为恰当、人际和谐、适应良好的状态。

心理健康有以下 10 条标准：

①有充分的安全感。

②能充分地了解自己，并对自己的能力做出适当的评价。

③生活的目标能够切合实际。

④不脱离现实环境。

⑤保持人格的完整与和谐。

⑥善于从经验中学习。

⑦保持良好的人际关系。

⑧适度地发泄情绪和控制情绪。

⑨不违背集体利益的前提下，能有限度地发挥个性。

⑩不违背社会规范的前提下，能恰当地满足个人的基本需求。

■ 主动寻求心理帮助

每个人一生中都会遇到各种心理健康问题，包括在遭受应激、挫折或危机事件时产生的心理危机。心理健康问题能够通过调节自身情绪和行为、寻求情感交流和心理援助等方法解决。当遇到心理问题或患有某种心理疾病时，要主动大胆地寻求心理帮助，排除心理困扰。

要关注家庭成员心理状况。家庭成员之间要平等沟通交流，尊重家庭成员的不同心理需求。营造相互理解、相互信任、相互支持、相互关爱的家庭氛围和融洽的家庭关系。家庭成员之间发生矛盾时，不采用过激的言语，更不要有家庭暴力行为，也不要冷漠回避，而是要积极沟通，及时化解矛盾。当家人有心理问题时，要多关爱，尤其要鼓励家人寻求专业的心理帮助。

要重视和关注青少年心理健康，开展生命教育。教导青少年增强珍爱生命的意识，完整理解生命的价值，学会尊重自己和他人的生命。指导他们开展自我情绪管理与心理调适，鼓励他们自觉大胆寻求心理咨询，提高青少年保持心理健康的能力。

积极参加体育运动是维护心理健康的重要途径。运动尤其是中等强度的有氧运动，具有调节情绪的功能，可以使负面情绪得以合理地宣泄、释放，转移并转化为自信的、使人愉悦的、有信心的正面情绪，提升个人心理和生理的幸福感。运动可以培养良好心理品质和加强心理韧性，提高自我价值和自尊心，增强正确面对挫折和困难的能力。经常参加体育锻炼的人，新陈代谢加快，心情舒畅，提高食欲，改善睡眠质量，所有这些对缓解压力、保持良好心态、增进心理健康都大有益处。

如果怀疑某人有明显的心理行为问题或精神疾病，或有冲动伤人、自伤、自杀等异常行为，说服教育是无济于事的，要及早带其去精神专科医院或综合医院的心理科或精神科咨询、治疗。综合医院精神科、精神专科医院、慢性疾病防治机构以及部分社区卫生服务机构都设有心理门诊，社会上专门的心理咨询机构和社会工作服务机构，都可以提供心理专家咨询和心理专业帮助，也可通过拨打当地"12345""12355""12320"等热线电话寻求帮助。

哪些情况需要进行心理咨询

也许，很多人不知道自己在什么情况下应该进行心理咨询或寻求心理医生的帮助。为此，专家建议，当我们出现下列情况时，不妨主动寻求心理咨询和专业机构的心理帮助。

①经历生活变故，如失恋、离婚、丧偶或婚姻障碍、家庭矛盾等，导致持久的心情低落的状态，常伴焦虑、躯体不适与睡眠障碍。

②工作上的各种矛盾、压力或变故，如领导或同事关系、工作上的各种困难和压力、岗位调整、职务升降、下岗失业、退休、受处罚或处分等，导致情绪不稳，长期难以调整和适应。

③学习方面，家长与孩子沟通问题、孩子注意力不集中或多动、学习困难、行为不良、早恋、校园欺凌、考试前后心理等。

④过分关注自身健康，怀疑身体某部分或某一器官异常，尽管没有临床检查客观证据，还坚持认为自己得了某种疾病，并伴有焦虑、恐惧不安等症状。

⑤心理方面的问题，如持续心理紧张、情绪不稳定、焦虑、恐惧、敏感、多疑、厌食、贪食，对特定的情景、物体或人产生强烈的恐惧或紧张，从而不得不回避或退缩。

⑥以更年期综合征、孕期心理、月经紊乱、闭经等为特点的

女性心理疾病。

⑦老年人孤独、恐惧、自卑、多疑、忧郁、失落感等。

⑧失眠症，如入睡困难、易醒、早醒、夜惊、梦呓、夜游及梦魇等。

■ 精神疾病可防可治

精神疾病患者会出现情感、行为、动作意志等方面的严重精神障碍，多数人悲观、抑郁、焦虑，甚至会出现冲动、幻觉、妄想等言语行为和思维异常，这将极大地影响正常工作和生活。精神疾病一般可以预防和治疗，若其得不到治疗，可能会导致不可逆转的后果。因此，要早期发现、早期治疗精神疾病。

精神疾病必须由精神专科医院或综合医院专科门诊进行诊断。确诊后应听从医生的建议选择住院或门诊接受正规治疗，要严格执行治疗方案，全程、不间断、按时按量服药，在病情得到有效控制后，不要急于减药、停药。门诊按时复诊，及时、如实地向医生反馈治疗情况。精神类药物必须在医生的指导下使用，不得自行任意服用。精神疾病的治疗效果与疾病类型、疾病严重程度有关。通过规范治疗，多数患者病情可以得到有效控制，达到临床痊愈。

精神疾病患者家人不要有难为情的心理，更不要有耻辱感，亲友的陪伴、照顾和监护对于精神疾病患者的康复非常重要。社会要关怀和理解精神疾病患者，减少歧视。要为精神疾病患者及其家属、照护者提供支持性的环境，提高患者心理行为技能，使其获得自我价值感。

37 认识焦虑症和抑郁症

···中国公民健康素养···

每个人都可能出现焦虑和抑郁情绪，正确认识焦虑症和抑郁症。

说抑郁，说焦虑，人都有，坏情绪。
善调节，心情愉，若患病，早治愈。

情绪是人类对于各种认知对象的一种内心感受或态度，是以个体愿望和需要为中介的一种心理活动，是人们对工作、学习、生活环境以及他人行为的一种情感体验以及相应的行为反应。

■ 积极情绪和消极情绪

情绪分为积极情绪和消极情绪。要努力培养积极情绪，同时学会妥善处理消极情绪，以保持心理健康和生活的平衡。

积极情绪。又称正面情绪或正性情感，是指人所表现出的积极态度和反应，是一种令人愉快的、正向的和有益的情感状态。主要表现为愉悦、满足、感激、自豪、友爱、放松、自信、爱和幸福等感受。积极情绪能够使自己和他人感到有信心、有希望、充满活力，能够激发人的积极行为，有助于面对挑战和困难并保持乐观和积极的态度，有助于建立促进团队合作与人际和谐，有助于提高生活质量和促进身心健康。

消极情绪。又称负面情绪或负性情感，是指人所表现出的消极态度和反应，是一种不愉快的、痛苦的和困扰的情感状态。主要表现为忧愁、悲伤、痛苦、敌意、恐惧、嫉妒、畏缩、抑郁、焦虑等，通常伴随着身体上的紧张和不安，如心率加快、呼吸急促等。消极情绪通常具有破坏性，影响人的判断和决策，干扰日常生活和工作。生活中不可避免地存在着消极情绪，但长期沉浸在消极情绪中，会使得自己和他人感觉不愉快，过度的消极情绪会对人的身心健康造成负面影响，导致逃避挑战和机遇，引发自我怀疑和无助感，导致人际冲突、情绪低落、效率下降，严重时可能发展为焦虑症和抑郁症等。

■ 抑郁和抑郁症

抑郁。抑郁情绪是一种短暂的、遇到具体事件后的不愉快、烦闷体验。抑郁往往基于一定的客观原因，事出有因，只是偶尔

出现，常伴有郁闷、烦躁、厌恶、痛苦、羞愧、自卑等消极情绪。它不分性别年龄，程度较轻，历时短暂，通过自我调适，充分发挥自我心理防卫功能，可以恢复心理平稳。

抑郁症。抑郁症则是病理情绪抑郁。出现心情压抑、愉悦感缺乏、兴趣丧失，伴有精力下降、食欲下降、睡眠障碍、自我评价下降、对未来感到悲观失望等表现，甚至有自伤、自杀的念头或行为，且持续存在 2 周以上，可能患有抑郁症心理障碍。如果超过一个月，甚至持续数月或半年以上，则应怀疑是病理性抑郁症状。

抑郁症需要由专业人员作出诊断，对于家庭成员及普通人来说早期识别抑郁症并不难，其最明显的特点是：突然或持续性、加重性的寡言少语、悲观，对以前感兴趣的事物变得不感兴趣，产生严重的消极、自杀言行。抑郁症程度严重，可以反复发作，每次发作的基本症状大致相似，并且影响患者的工作、学习和生活，使患者无法适应社会。抑郁症可以通过药物、心理干预或者两者相结合的方式进行治疗。

■ 焦虑和焦虑症

焦虑。焦虑是人体处于不确定情境时的一种正常情绪反应，是与生俱来的生存本能。可以说，焦虑是人的一种本能情绪，每一个人都会存在焦虑情绪，当处于心理压抑状态或受到刺激时，就会出现焦虑情绪。焦虑具有适应性和效能性，即适度的焦虑能提高效率。

焦虑症。如果突然或经常莫名其妙地感到紧张、害怕、恐惧，常伴有明显的心慌、出汗、头晕、口干、呼吸急促等躯体症状，严重时有濒死感、失控感，如频繁发生，可能患有焦虑症心理障碍。这种焦虑的严重程度和客观事件或处境明显不符，或者持续时间过长，就变成了病理性焦虑，称为焦虑症。

焦虑症需要由专业人员作出诊断，主要表现为无明确客观对象的紧张担心，如坐立不安，还有心悸、手抖、出汗、尿频等症状，并符合相关诊断标准。焦虑症可以通过药物、心理干预或者两者相结合的方式进行治疗。

■ 自我调节与专业治疗

在日常生活中，我们每个人都有可能出现负面情绪，这是正常的情绪反应。如一过性的或短期的抑郁情绪、焦虑情绪等多种心理健康问题，可通过自我调适或心理咨询予以缓解和消除，不用过分担心。如果不能有效地进行自我调节，不能及时地得到专业帮助，就有可能进一步发展成为严重的精神疾病，如抑郁症和焦虑症等。

要科学认识心理健康与身体健康之间的相互影响，在生活、学习和工作中，要乐观开朗、心情豁达、态度随和，与人为善，避免持续的负面情绪对身体健康造成伤害。要正确认识和评价自己，把目标定在自己能力所及的范围内，调适对社会和他人的期望值，不要好高骛远；积极参加社会活动，建立良好的人际关系，待人处世不偏激、不固执；培养健康的生活习惯和兴趣爱好，树立健康生活方式，积极参加体育运动等，这些都有助于合理地宣泄、释放负面情绪，保持和促进心理健康。

要正确认识重大的生活、工作变故等事件对心理造成的影响，及时疏导负面情绪，主动进行心理倾诉和寻求心理帮助。学会使用科学的方法缓解压力，避免使用吸烟、饮酒、沉迷网络、游戏、赌博等不健康的减压方式。要主动、大胆地寻求专业的心理咨询，积极预防心理问题和精神障碍的发生。

如果怀疑自己患有焦虑症或抑郁症，不要有病耻感，要主动就医，到综合医院的精神科或精神专科医院就诊，进行规范的专业治疗，包括心理治疗和药物治疗。不要把"药物治疗"作为心理治疗的唯一或主要的治疗手段，去除原因才是最根本的方法。因此，预防和治疗抑郁症的最好手段是敞开心、走出去、动起来、多交流。

38 促进儿童早期发展

···中国公民健康素养···

通过亲子交流、玩耍促进儿童早期发展。发现心理行为发育问题应及时就医。

说亲子，最宝贝，促开发，增智慧。
有异常，早防备，早筛查，早作为。

儿童早期是人的生理、心理发展的关键时期，对儿童今后的智力发育、性格养成、社会行为形成乃至成人身心健康等都具有重要影响。

■ 对婴幼儿进行科学干预

婴幼儿期是指 0～3 岁的一段时期。在生命全周期中，婴幼儿期生长发育十分迅速，尤其是大脑细胞、神经系统、运动系统对外部环境的影响极为敏感，可塑性很强。

科学干预。 婴幼儿的好奇心和求知欲强，独立性相对较差而爱模仿，性格和情绪不稳定，比较好动，喜欢玩耍、做游戏等，婴幼儿对养育人具有强烈的依赖情感，需要得到养育人持续的关注、安抚和保护。因此，应对婴幼儿进行科学干预，帮助他们发挥最大潜能，促进其在生理、心理和社会适应能力等方面全面发展。如在婴幼儿玩游戏或者学习时多加以夸奖、表扬，可提升其自信心，有助于幼儿心理发育。

回应性照护。 回应性照护是指在养育婴幼儿的过程中，照护者提供满足婴幼儿生理和心理需求的积极照护，是促进婴幼儿早期发展五大要素之一。2018 年，联合国儿童基金会、世界卫生组织联合发布了《养育照护框架—促进儿童早期发展》，提出促进 0～3 岁婴幼儿早期发展的 5 大要素，包括良好的健康、充足的营养、回应性照护、早期学习机会和安全保障。

每个婴幼儿都具有独特性和个体差异，其行为表现存在着多样性，婴幼儿通过动作、面部表情、声音或手势发出信号，表达自己的生理、心理需求。回应性照护的核心就是在日常生活中仔细观察、记录婴幼儿的生理节律、活动和能力水平，逐步了解并掌握婴幼儿动作、声音、手势、表情和口头请求的个性特点，并及时给予积极适当的互动回应，与婴幼儿一起交流、玩耍。这些社交互动能够刺激大脑内部神经联系的形成，帮助婴幼儿认识周围的世界，对人、关系和语言形成认知，促进大运动、精细动作发育。

■ 亲子交流促进儿童早期发展

儿童早期有受尊重需要、情感需要、交往需要，因此要以关爱、接纳、尊重的态度，重视并掌握亲子交流与玩耍运动的知识与技能，充分利用家庭和社会资源，为儿童提供各种交流玩耍的机会，给予儿童必需的保护、照顾和教育，能培养其良好的思维能力、语言表达能力和社会交往能力，有利于提高儿童的情商与智商，促进婴幼儿各种能力的协同发展，为儿童成长和人生发展奠定基础。

要通过亲子交流、玩耍，教育儿童避免发生摔伤、烧烫伤、窒息、中毒、触电、溺水、动物抓咬等意外伤害，并及时发现其心理行为发育问题。如有不好好吃饭、不能独立睡觉、不愿和他人交往、不懂礼貌、不服从纪律、经常打架或有攻击行为、爱发脾气、过分胆怯或焦虑、多动和学习困难、不良习惯等异常表现，应及时找儿童心理专科医生进一步诊治，做到早发现、早诊断、早治疗。养育人应重视定期的儿童保健，积极主动参加儿童心理行为筛查，进行儿童健康管理。

养育人要了解儿童发展特点，理性看待孩子之间的差异，尊重每个孩子自身的发展节奏和特点，理解并尊重孩子的情绪和需求，为儿童提供安全、有益、有趣的成长环境。避免儿童因压力过大、缺乏运动、缺乏社交等因素影响大脑发育，妨碍心理成长。国家基本公共卫生服务项目免费提供 0～6 岁儿童健康管理服务，家长应按时带孩子接受相应服务，发现儿童心理行为发育问题，不要过于紧张或过分忽视，建议及时向专业人员咨询、求助，及时就医。

39 保证充足睡眠

···中国公民健康素养···

劳逸结合，起居有常，保证充足睡眠。

劳与逸，应相宜，会工作，会休息。

生物钟，分四季，起与居，守作息。

睡眠差，需警惕，睡眠好，养身体。

成人睡，七八时，青少年，睡十时。

卧如弓，枕适宜，环境好，治病疾。

按穴位，调饮食，善保健，睡满意。

根据季节变化和生命节律，合理安排生活，做到有劳有逸，起居有常，保证充足睡眠，才能充分发挥人体各部分功能，预防和消除疲劳，防止身心健康受损。

劳逸结合

任何生命活动都有其内在节律性。生活规律对保护身心健康十分重要。劳逸结合就是指工作、学习、娱乐、休息、睡眠都要遵守作息规律，这是一种理性而智慧的生活态度，它强调劳动与休息相结合，在工作和生活中保持平衡。

在现代社会，人们往往面临着快节奏的生活和激烈的竞争，导致许多人过度工作，缺乏休息。然而，过度的劳累不仅会导致身体疲惫、精神压力过大、免疫力下降等问题，还会影响工作效率和生活质量。

劳逸结合有助于保持健康的工作和生活平衡。通过合理规划和安排时间，更好地利用工作时间，提高工作效率；在休息时间放松身心，恢复精力。劳逸结合还有助于增强创造力和创新能力，消除紧张状态时的思维僵化和狭窄，通过适当休息和放松大脑，激发创新思维和灵感。

劳逸结合是保护身心健康的重要方式。工作之余，利用休息时间进行娱乐、运动或睡眠，如闭目养神、听音乐、深呼吸、瑜伽、冥想、伸展运动或户外运动，午睡 30 分钟左右，晚上按时入睡，这些都是劳逸结合的具体措施，有益于保持身心健康，提高工作和学习效率，享受美好生活。

■ 起居有常

起居有常就是指起卧作息和日常生活的各个方面，能合乎人体的生理机制，顺应自然界昼夜更替和季节轮转的变化规律。这是传统的中医养生保健方法。

人与自然具有相通相应的关系，人体的生物规律与自然的规律有着内在联系，这种人体的生物规律被称为生物钟，也称为生命节律。起居有常，生活作息有规律，能够使大脑皮层形成有节律的条件反射系统，这是健康长寿的必要条件。如果起居作息失常，长时间打乱自己的生命节律，夜卧晨起没有定时，就会改变体内激素分泌量，导致情志失调，神经紊乱，睡眠生物钟就会被打乱，睡眠必然会受到影响，进一步导致脏腑功能损坏，组织器官生病，其结果必然会加速老化以致损寿伤命。

起居有常要求起床睡觉要顺应春、夏、秋、冬的变更和昼夜晨昏的交替，遵循生命节律，春季和夏季要晚睡早起、秋季要早睡早起、冬季要早睡晚起，不让生命节律出现混乱，保证生物钟"准点"。

什么是"早睡、晚睡"和"早起、晚起"？中医养生理念的睡觉和起床时间分别在亥时（21 点至 23 点）和卯时（5 点至 7 点）。22 点是亥时的中间时间，6 点是卯时的中间时间。因此，22 点之前睡觉是"早睡"，22 点之后睡觉是"晚睡"；6 点之前起床是"早起"，6 点之后起床是"晚起"；同时，晚上睡觉不过亥时，最晚起床不过卯时（见表 2-2）。

表 2-2　一年四季睡眠时间

	睡眠要求	上床睡觉时间	起床时间
春	晚睡早起	22:00-23:00	5:00-6:00
夏	晚睡早起	22:00-23:00	5:00-6:00
秋	早睡早起	21:00-22:00	5:00-6:00
冬	早睡晚起	21:00-22:00	6:00-7:00

保证充足睡眠

劳逸结合要求我们保证充足睡眠，长期睡眠不足或睡眠障碍有害健康。如身体健康状况不佳，影响生活质量；出现记忆力下降、工作与学习的能力和效率降低；反应迟钝、注意力不集中，导致车祸、工伤事故等；导致心理紧张、情绪不稳、精神萎靡、性格急躁、脾气暴躁等；严重者甚至诱发抑郁症、焦虑症等心理疾病，而心理问题又可加重睡眠障碍；降低机体免疫力，引起内分泌失调，增加患糖尿病、肥胖、高血压、心血管疾病、老年痴呆等疾病风险。

充足的睡眠是一种非常简单而且行之有效的休息。睡眠时长存在个体差异，成年人一般每天需要 7～8 小时睡眠，高中生需要 8 小时，初中生需要 9 小时，小学生的睡眠时间应达到 10 小时。

提高睡眠质量

提高睡眠质量，首先要弄清楚睡眠不足和失眠的原因，然后采取针对性的措施加以纠正，建立健康生活方式，逐渐养成良好的睡眠习惯。

讲究睡眠卫生。注意卧姿，要求"卧如弓"，身体右侧卧睡，腿稍弓。这种卧姿心脏受压最小，有利于减轻心脏负荷，有利于血液循环；肝脏处于最低位，肝藏血最多，有利于食物消化和新陈代谢；胃及十二指肠的出口均在下方，有利于胃肠内容物的排空。

枕头不能太高或太低，以免引起不适或颈椎病。枕头的最佳高度为枕头压下去与个人的拳头立起的高度一致。

保持室内空气流通，空气清新；卧室清幽安静，洁净舒适，温度以 22℃ 最为理想，空调设置为 26℃。

消除不良因素。首先查找睡眠不足的原因，其次针对各种不利睡眠的因素逐条改善。尤其是对于失眠不要有心理恐惧，要保持心情舒畅而平静。同时，要注意睡前不吃东西，不喝浓茶，不饮咖啡等；睡前可洗热水澡。要改变熬夜追剧、游戏、加班、做作业等习惯。及时诊治疾病，有利于睡眠。

注意养生保健。在生活中，自我穴位按摩、食疗调理等养生保健，可以调阴阳、和气血、保精神，促进睡眠和提高睡眠质量。如对安眠穴、神门穴、内关穴、足三里、三阴交、涌泉穴等相关穴位进行自我按压，可舒缓紧张情绪，改善睡眠。在医生指导下，合理利用食物的特性来调节机体功能，可以养心、安神、镇静、催眠等，帮助我们提升睡眠质量。

适当求医诊治。对于因疾病引起的睡眠问题，应积极治疗疾病。如出现持续性睡眠障碍，应及时就医。如果睡眠严重不足需要服用药物，可在医生指导下，适当服用镇静安神药物，有助于调整神经系统的兴奋和抑制，从而有效地治疗失眠。特别提醒，不要自行购买安眠药、镇静药来治疗失眠。

40 养成良好卫生习惯

···中国公民健康素养···

讲究个人卫生，养成良好的卫生习惯，科学使用消毒产品，积极预防传染病。

讲卫生，乐悠悠，做得好，利康寿。

勤洗澡，病菌溜，勤换衣，勤洗手，

勤理发，勤洗头，此五勤，记心头。

好习惯，勤洗手，二十秒，多搓揉，

指掌缝，手背后，甲缝腕，莫遗漏。

洗漱品，有讲究，不共用，少病忧。

常开窗，空气优，病原物，风吹走。

195

喷嚏咳，掩鼻口，若吐痰，莫随口。

排队时，看前后，一米距，要遵守。

戴口罩，不用愁，防飞沫，防病毒。

消毒品，常备有，科学用，免隐忧。

不良卫生习惯可导致多种疾病传播。如呼吸道传染病可通过近距离接触患者或无症状感染者的飞沫传播，也可通过手接触被病原体污染的物体表面再触摸口、眼、鼻传播。日常生活中要养成良好的卫生习惯，科学使用消毒产品，做好自我防护，这既是传染病防控的有效措施，也是个人修养和文明健康的体现。

"五勤"卫生习惯

勤洗手、勤洗澡、勤换衣、勤理发、勤洗头，这"五勤"是我们每个人都应做到的、最基本的卫生习惯和健康行为。

根据季节、天气、日常活动等情况，合理安排"五勤"频次，保持身体清洁，及时清除毛发中、毛孔中、皮肤表面的皮脂和皮屑等代谢物，以及灰尘和病原微生物，维护皮肤调节体温等功能，防止皮肤发炎、长癣，阻止相关疾病传播。洗头、洗澡、擦手和擦脸的毛巾应保持干净，不与他人共用毛巾、浴巾和洗漱用具，做到一人一盆一巾，防止传播沙眼、急性流行性结膜炎（俗称红眼病）、皮肤病和性传播疾病等接触性传染病。

勤洗手。特别是要做到接触食物前要洗手，饭前便后要洗手，外出回家后、打扫卫生后、接触宠物后、搂抱婴幼儿前等都要先洗手。为了彻底清洗干净双手，预防接触感染，减少传染病的传播，我们提倡采用正确的洗手方法，洗手时，应先摘除戒指、手表和其他装饰物，使用流动水和肥皂（或洗手液），每次揉搓20秒以上，确保手心、手指、手背、指缝、指甲缝、拇指、手腕等处均被清洗干净，这就是"七步洗手法"，洗手后要用纸巾或毛巾等擦干双手。为便于记忆，"七步洗手法"可总结为一句话"内—外—夹—拱—大—立—腕"（详见表 2-3）。不方便洗手时，可以使用免洗手消毒剂进行手部清洁。

表 2-3　七步洗手法

步骤	简称	洗手部位	洗手方法
1	内	洗手掌	掌心相对，手指并拢，相互揉搓
2	外	洗手背	掌心对手背，两手交叉揉搓，双手交替进行
3	夹	洗指缝	掌心相对，十指交叉揉搓
4	拱	洗指背	十指弯曲拱手相握，相互转动揉搓，两手交替进行
5	大	洗拇指	手握拇指，转动揉搓，两手交替进行
6	立	洗指尖	指尖竖立于掌心，旋转揉搓，两手交替进行
7	腕	洗手腕	握住手腕，旋转式揉搓，两手交替进行。最后，用纸巾或毛巾等擦干双手

勤洗澡。洗澡水温应与人体温接近，若水温过高，会使全身表皮血管扩张，心脑血流量减少，容易发生缺氧而晕倒；若水温过低，皮肤毛孔突然紧闭，血管骤缩，体内的热量散发不出来。

洗澡最好淋浴，尤其建议女性不要盆浴或在公共浴池洗澡，以免传染疾病。洗澡时不要用毛巾等过度用力搓擦，以免损伤皮肤。

洗澡时间不宜过长，特别是不要泡澡太久，否则，体表血管大量扩张，内脏血流相对减少，容易发生晕倒。一般来说，每次洗澡以 15 ～ 30 分钟比较适宜。

在饮酒后、饱餐后和饥饿时、血压过低时、身体发烧、生病虚弱时，都不应洗澡，以免发生意外；运动后、大汗淋漓时、体力或脑力劳动后，应休息片刻再洗澡，否则容易引起心脏、脑部供血不足，甚至发生晕厥。

■ 经常开窗通风

开窗通风可有效改善室内空气质量，减少室内致病微生物和其他污染物的含量，降低室内二氧化碳、甲醛、苯等有害气体的浓度。此外，经常开窗会增加阳光中的紫外线照射，有利于杀死多种致病微生物。

在条件允许的情况下，应每天早、中、晚开窗通风，每次通风时间不少于 15 分钟，但具体的次数和时间应根据环境和个人健康状况灵活调整。使用空调的房间更要注意通风，并定期清洗空调。厨房要安装抽油烟机并注意平时开窗通风。此外，为防止室内空气污染，要经常打扫卫生，不在室内吸烟。

需要注意的是，在雾霾天或空气质量不好时，最好不要开窗，以防止污染室内空气。

▮ 公共场所讲卫生

在咳嗽、打喷嚏、大声说话、随地吐痰时，会产生大量的飞沫，病毒、细菌、支原体和衣原体等病原体就会随飞沫而散播在空气中。当健康人吸入带有病原体的空气后，就会感染呼吸道传染病。所以，我们不要直接对人咳嗽、打喷嚏、大声说话；咳嗽、打喷嚏时要注意用纸巾或肘袖遮掩口鼻。吐痰时不要随口吐在地上，而要将痰液用纸包裹，再将其扔进垃圾桶。

在车站、机场等人多的公共场所或在超市、银行等排队时，应与他人保持 1 米以上的社交距离，不仅能够降低疾病传播的风险，也是文明礼仪的体现。

▮ 科学佩戴口罩

科学佩戴口罩是预防呼吸道传染病的重要措施。应根据环境、季节、个人健康状况等科学佩戴口罩。

科学佩戴口罩可以保护自己，防止感染呼吸道传染病。因此，在呼吸道传染病流行期间，建议健康人群在乘坐电梯、交通工具以及出入商场、超市、医院、等候室等公共场所、与其他人员近距离接触或处于感染风险较高的场所时，能够全程佩戴口罩，以减少自己感染呼吸道传染病的风险。

科学佩戴口罩可以保护他人，防止将自己的呼吸道传染病传播给他人。因此，呼吸道传染病患者宜居家休息，非必要不前往公共场所。呼吸道传染病感染者、出现呼吸道感染症状者，前往公共场所或与他人近距离接触，到医疗机构就诊或陪护，前往养老机构、托幼机构时，均应佩戴口罩，以防呼吸道传染病传播给他人。

科学佩戴口罩包括选择合适的口罩类型，戴口罩前、摘口罩后均应做好手卫生，确认口罩内外和上下，确保口罩盖住口鼻和下巴，并压实鼻梁片。在特定场所，应科学、规范、全程佩戴口罩。但在户外广场、公园等室外场所不需要佩戴口罩，体育活动时不需要佩戴口罩，3 岁以下婴幼儿应避免佩戴口罩。

■ 消毒讲究科学

消毒产品。消毒是用消毒产品杀灭或者消除环境中的病原微生物，是切断传染病传播途径的重要方法之一（参见本书健康素养第 9 条）。如今，几乎各单位、各家庭都备有消毒产品，如消毒剂、消毒器械、卫生用品等。消毒产品不是治病或诊断疾病的产品，也不是用药理学或免疫学方法预防疾病的产品，它是一种针对病原微生物进行消杀的产品。

消毒要讲科学，要合理选择消毒产品，并严格按照产品说明书的要求使用，不能扩大消毒产品的功能和使用范围，避免过度消毒或错误使用而带来诸多隐患。消毒剂用后一定要密封盖口，防止外溢，防止儿童误用。

抗（抑）菌制剂。 抗（抑）菌制剂具有一定的抗菌或抑菌作用，能起到保持人体清洁卫生，降低外界致病微生物对人体侵害的作用。但是，抗（抑）菌制剂不是药品，不具有治疗、护理、保健作用，不能用于治疗疾病。虽然产品中的抗菌或抑菌成分对微生物有一定作用，但是浓度较低，达不到消毒或治疗效果。如果误将抗（抑）菌制剂当作药品使用，可能会延误病情。抗（抑）菌制剂不得用于破损皮肤和黏膜，杜绝滥用。

部分生产企业为谋取私利，在抗（抑）菌制剂中添加激素、抗生素、抗真菌药物等禁用物质，在产品标签说明书标注疾病治疗效果的宣传内容，严重误导消费者。消费者在不知情的情况下使用，可能产生代谢紊乱、延缓组织愈合、抑制儿童生长发育、有过敏反应、二重感染等不良后果，危害消费者身体健康，损害社会公共利益。

41 保护口腔健康

保护口腔健康，早晚刷牙，饭后漱口。

牙清洁，笑开口，防龋齿，防口臭。

晨起床，晚餐后，要刷牙，除渣垢。

上下刷，不横抽，里外刷，护牙釉。

饮食后，要漱口，换牙刷，三月够。

口腔健康是全身健康的基础，直接或间接影响全身健康。我们要讲究个人卫生，早晚刷牙，饭后漱口，保护口腔健康，减少口腔相关疾病的发生。

■ 保护口腔健康

口腔健康是指牙齿清洁、无龋洞、无痛感，牙龈颜色正常、无出血现象。口腔是人体的重要组成部分，是消化道和呼吸道的起端，具有咀嚼、吞咽、言语、感觉和维持颌面部形态等功能。

重视口腔健康。口腔疾病与全身疾病可相互影响，是一个严重的公共卫生问题。口腔疾病会破坏牙齿硬组织和牙齿周围支持组织，除影响咀嚼、言语、美观等功能外，还会诱发或加重全身性疾病，如心脑血管疾病、糖尿病、早产、老年痴呆等，危害全身健康，甚至引起社会交往困难和心理障碍。全身疾病对口腔健康的影响也不容忽视，一些全身疾病可能在口腔出现相应的表征。如糖尿病患者抗感染能力下降，常伴发牙周炎、拔牙伤口难以愈合。艾滋病患者早期出现口腔病损，如口腔念珠菌病、毛状白斑、卡波西肉瘤等。

保护口腔健康要养成良好的口腔健康行为和卫生习惯，戒除吸烟、咀嚼槟榔、咬笔头、吃糖过多等危害口腔健康的不良行为习惯，促进全身健康，预防、控制和治疗口腔疾病，提高生命质量。倡导定期接受口腔健康检查、预防性口腔洁齿、口腔疾病早期治疗等服务。

成年人口腔健康。建议成年人每年进行一次口腔检查。倡导预防性口腔洁齿，对牙周疾病、口腔黏膜病变等早诊早治，牙齿缺失 3 个月后，及时进行义齿修复。尤其是老年人，"人老掉牙"并不是必然规律，大多数是由于长期患有龋病、牙周病等口腔疾病造成的牙齿缺失，只要预防和控制口腔疾病，掌握科学的口腔保健方法，形成良好的口腔卫生习惯，就可以终生拥有一副健康的牙齿。牙齿缺失会严重影响口腔咀嚼功能、外观形象、发音和社会交往能力。因此，拥有较为完整的牙列，老年人至少保持20颗有功能的牙齿，是幸福晚年的重要保证。需要特别提醒的是，只要口腔内存留牙齿，就应按照科学的方法坚持刷牙，没牙也要注意清洁口腔。

口腔健康从小抓起。从孩子出生开始做口腔清洁，预防和减少乳牙龋病的发生。婴儿出生之后，家长应每天用软纱布为孩子擦洗口腔，可有效预防口腔白色念珠菌感染（俗称"鹅口疮"）。牙齿萌出后，可用纱布或软毛刷轻轻地为孩子擦洗口腔和牙齿。当多颗牙齿萌出后，家长可用指套刷或软毛刷为孩子每天刷牙2次，并确保清洁上下颌所有的牙面，特别是接近牙龈缘的部位。

儿童两岁时会开始自己刷牙，但父母应明白两岁孩子手的精细运动能力尚未形成，不能真正刷干净牙齿。因此，家长应帮孩子刷牙，每日至少刷牙2次。

家长应督促和帮助孩子正确刷牙，保护口腔健康，及时带适龄儿童到医疗机构做窝沟封闭。学龄前儿童每6个月接受一次口腔健康检查，发现口腔问题及时治疗。

■ 早晚刷牙 饭后漱口

刷牙和漱口能及时清除食物残渣，使口腔保持清洁卫生，预防龋齿、牙周疾病，保护口腔健康。

早晚刷牙。刷牙清除牙菌斑数小时后，菌斑可以在清洁的牙面上重新附着，不断形成，特别是夜间入睡后，唾液分泌减少，口腔自洁作用差，细菌更容易生长，因此，每天至少要刷牙2次，晚上睡前刷牙更重要。要求每次刷牙时间不少于3分钟。刷牙时要做到一人一刷一口杯，不与他人共用牙刷和刷牙杯，以免疾病相互传播。如佩戴活动假牙，应在每次饭后取出刷洗干净。

饭后漱口。餐后、吃零食后、喝饮料后要及时漱口，可用茶水、淡盐水或清水漱口，清除食物残渣，减少患牙病的机会，防止口臭，保持口腔清新舒适。提倡使用牙线清洁牙间隙。咀嚼无糖口香糖也可以刺激唾液分泌，降低口腔酸度，有助于牙齿清洁，口气清新。

牙刷选择。要选择标准牙刷或保健牙刷，儿童选择儿童牙刷。千万不要购买劣质牙刷，避免使用一次性牙刷，以免损坏牙釉质。每次刷牙后，要清除刷毛上的食物残渣，用清水冲洗牙刷，甩干水分，刷头向上置于通风处。为防止牙刷藏匿细菌，牙刷一般要每3个月左右更换一次。若刷毛卷曲或倒伏，须及时更换，以免对口腔组织造成损伤。

牙膏选择。应根据不同年龄、不同需求选择适合自己的牙膏。幼儿选择专用牙膏，更能预防儿童期的口腔疾病。成人每次刷牙只需用大约1克（长度约1厘米）的膏体。不要长期使用同一种牙膏，每隔一段时间就要换一种牙膏，几种牙膏交替使用。家庭成员中如果有人患口腔疾病或感冒等疾病，要防止通过牙膏交叉感染。

牙膏功能声称要进行功效评价后符合国家标准、行业标准，如果在牙膏膏体中添加氟化物，应当标明氟添加量；宣称防龋、抑牙菌斑、抗牙本质敏感、减轻牙龈问题功效的，应当在标签中标注具体的功效成分。含氟牙膏有明显的防龋效果，其在世界范围的广泛应用是龋病发病率大幅度下降的主要原因之一；使用含氟牙膏刷牙是安全、有效的防龋措施，特别适合于有患龋倾向的儿童和老年人使用，对添加氟化物的非儿童牙膏会有"本产品不适用于儿童"的标注。但牙膏不是药品，只能清洁牙齿和预防口腔疾病，不能治疗口腔或其他疾病，如已患了龋齿、牙周炎、牙出血和牙髓炎等，应及时去医院治疗。

刷牙方法。成年人使用"水平颤动拂刷法"刷牙，这是一种能够有效清除龈沟内牙菌斑的刷牙方法。其方法就是顺着牙缝轻轻地擦过，不仅能够帮助清除各个牙面的牙菌斑，还能够有效地去除牙颈部及牙龈沟内的牙菌斑。如果方法不正确，如横向拉锯式刷牙、过度用力抽拉刷牙，不仅难以清除口腔内残渣，还会损伤牙龈和牙釉质，造成牙齿根部楔形缺损。

具体操作要领为：

①手持牙刷刷柄，先将刷头放置于口腔内一侧的后牙牙颈部，刷毛与牙长轴大约呈45°角，刷牙时顺着牙缝轻微加压；刷上牙时从上向下刷，刷下牙时，从下向上刷；轻微加压，使刷毛部分进入牙龈沟内，部分置于牙龈上。不要抓住牙刷横着拉抽，以保护牙釉质。

②以2～3颗牙为一组开始刷牙，用短距离水平颤动的往返

动作在同一个部位至少刷 10 次，然后将牙刷向牙冠方向转动，继续拂刷牙齿的唇（颊）舌（腭）面。

③刷完第一个部位之后，将牙刷移至下一组 2 ～ 3 颗牙的位置重新放置，注意与第一个部位保持有重叠的区域，继续进行下一个部位的刷牙。

④里外都要刷到，可先外后内，再刷净咬合面。刷上前牙舌面时，将刷头竖放在牙面上，使前部刷毛接触龈缘，自上而下拂刷。刷下前牙舌面时，自下而上拂刷。

⑤刷咬合面时，刷毛指向咬合面，稍用力作前后短距离来回刷。

儿童刷牙。儿童用最简单的"画圈法"（也称为"圆弧法"）刷牙，其要领是将刷毛放置在牙面上，轻压使刷毛屈曲，在牙面上画圈，每部位反复画圈 5 次以上，前牙舌侧需将牙刷竖放，牙齿的各个面（包括唇颊侧、舌侧及咬合面）均应刷到。此外，家长还应每日帮孩子刷牙 1 次（最好是晚上），直到上小学，这样才能保证刷牙的效果。儿童应选用儿童牙膏，选择适合自己年龄的儿童牙刷。

42 科学就医

科学就医，及时就诊，遵医嘱治疗，理性对待诊疗结果。

若生病，科学医，早诊断，早疗疾。
遵医嘱，明禁忌，配合治，心不急。

科学就医涉及生命过程的各个阶段，与每个人的健康息息相关，有助于更便捷、经济、有效地解决自身面临的健康问题。

■ 科学就医

科学就医是指合理利用医疗卫生资源，选择适宜、适度的医疗卫生服务，有效防治疾病、维护健康。平时主动与全科医生、家庭医生联系，遇到健康问题时，及时到医疗机构就诊，早诊断、早治疗，避免错过最佳治疗时机。既可以减少疾病危害，还可以节约看病的花费。

合理利用医疗卫生资源，包括利用公共卫生服务、健康教育服务、诊疗服务、疾病预防保健和医疗保险等资源。掌握分级诊疗、预约挂号等基本原则和方法，根据病情和医生的建议，选择正规且适合自己病情的医疗卫生机构，按流程就诊。在诊治过程中，要遵守医疗机构的各项规定，与医生保持良好沟通，遵从医嘱。

遵从分级诊疗原则，即"小病在社区、大病去医院、康复回社区"，看病就诊应首选就近的社区卫生服务机构，避免盲目去大医院就诊。社区卫生服务机构负责基本公共卫生服务、一般常见病、多发病的诊疗服务和社区康复服务。三级综合性医院、二级医院、各类专科医院等，负责提供较为复杂疾病的诊疗服务，承担一定的教学科研任务，接受基层医疗卫生机构转诊；三级甲等医院负责危重、急症和疑难杂症诊疗服务，高级医疗专业技术人才培养和教学科研，接受其他医疗机构转诊，对其他医院技术指导。在上级医院诊断明确、经过治疗病情稳定、转入恢复期的患者，可返回社区继续治疗和康复。

■ 及时就诊

发现自己身体不适或患病，要选择有"医疗机构许可证"的医疗机构就医，如社区健康（卫生）服务机构、公立医院或经批准而且能够提供良好服务的社会医疗机构。不能拖延，不能盲目自我治疗，不要用迷信手段治病求医，不盲目相信医疗广告，不轻信"医托"谎言，不信"神医神药"，以免上当受骗而延误治疗时机，避免小病拖成大病。

就医时携带有效身份证件、社保卡或就医卡、既往病历及各项检查资料，准备必要的经费。就诊时应如实向医生陈述病情和既往治疗情况、是否有药物过敏史以及正在服用的药物等，配合医生治疗。

■ 遵医嘱治疗

疾病治疗实际上是患者和医生相互配合的统一行动。医生水平再高，如果没有患者的配合也难获得理想的疗效。在疾病诊治、康复的过程中，患者要配合医生的治疗方案进行治疗、保健、康复，按照医生要求调配饮食、确定活动量、改变不健康的行为习惯和生活方式。

用药是一门很复杂、专业性很强的事情，一定要遵从医嘱按时、按量、按疗程用药。不能随意增减或停用药物。自行购药一定要到正规药店，并获得药剂师的指导，注意看清药品的有效期限，不要购买和使用过期、变质的药品。

不要把几个治疗方案综合起来同时进行治疗，以免重复用药而使药量加大，给健康带来极大隐患。不要胡乱求医，不要凭一知半解、道听途说自行买药治疗，更不要相信封建迷信。

■ 理性对待诊疗结果

正确理解医学局限。医学是一门科学，但并不是万能的，医学关注疾病的治疗和预防，而不是所有健康问题。许多非医疗因素，如生活方式、环境、遗传等，对健康的影响不容忽视。因此，在面对疾病和健康问题时，仅仅依赖医学并不能解决所有健康问题。医学在不断发展，健康问题也在不断变化，人类对生命、疾病的认识还在不断探索，医学科技还存在很多未知领域以及缺陷和局限，这就意味着不是所有疾病都有明确的治愈方法，许多疾病仍未找到根治的方法，或治疗方法可能因人而异，因此不是什么病都可治愈。医学的作用仅仅是通过疾病防治来维护生命、延缓衰老、减轻痛苦，不能以疾病是否治愈来判断医疗效果。

充分认识诊疗风险。任何医学诊断和治疗手段都可能存在风险。尽管医学在诊断和治疗方面取得了显著的进步，但人体是一个十分复杂的有机体，疾病与生活方式、遗传、环境、医学科技等多种因素相关，治疗也存在一定的风险和局限性，仍存在误诊和过度治疗的风险。药物和医疗设备可能引起不良反应，手术也可能带来并发症。诊疗结果与疾病发展进程以及患者自身的个体差异、健康素养、依从性、自我管理能力等诸多因素相关。患者应了解这些风险，并寻求医生的建议和指导。

理性对待诊疗结果。面对疾病和健康问题时，我们应正确理解医学的局限性，保持开放的心态，积极寻求多方面的帮助，包括医生、营养师、心理咨询师等。同时，我们应学会调整自己的期望值，理性和冷静对待诊疗结果，不要盲目地把疾病引发的不良后果和药品自身存在的不良反应简单归咎于医护人员的责任心和技术水平。如果对诊疗结果有异议，或者认为医护人员有过失，应通过正当的渠道和法律手段来解决，不得采取扰乱医疗秩序或伤害医护人员的违法行为。扰乱医疗秩序或者伤害医务人员是违法犯罪行为，将受到法律的严惩。

43 合理用药

···中国公民健康素养···

合理用药，能口服不肌注，能肌注不输液，遵医嘱使用抗微生物药物。

人生病，有良策，用药治，守原则。
能服药，不注射，能肌注，不输液。
抗微生，感染灭，防滥用，防不测。

合理用药是指安全、有效、经济地使用药物，要做到能口服不肌注，能肌注不输液，要遵照医嘱按时、按量使用药物，遵医嘱使用抗微生物药物。用药过程中如有不适及时咨询医生或药师。

213

■ 合理用药

根据疾病的种类、患者的状况选择最佳的药物及其制剂，按照医嘱制定或调整给药方案，有效、安全、经济地使用药物。

用药原则。合理用药的原则是"能不用就不用，能少用就不多用；能口服不肌注，能肌注不输液"。选择药物时要考虑到是否有用药的必要，可用可不用时就不要用药，如果必须用药要考虑疗效和药物不良反应以及患者的实际情况。

给药途径。不同的给药途径与疗效有着密切关系。许多人误认为肌肉注射（俗称"注射"或"打针"）和输液（又称"静脉滴注"，俗称"吊水"或"打点滴"）具有疗效好、见效快的特点，比口服药方便，因此一些人看医生时，总是要求肌肉注射和输液治疗。殊不知，最常用、最安全、最简便的就是口服药。如果疾病用口服药就能达到治疗的目的，就应当使用口服药。

肌肉注射和输液要尽可能地减少使用，只用于口服药物无效者或病情需要者。如必须注射或输液时，应做到"一人一针一管"。

注意事项。需要在医生的指导下合理用药，用药前应注意仔细阅读药品说明书或详细咨询医生、药剂师，了解用药方法和剂量、了解可能的药物作用和不良反应、确保药品的有效期和储存条件等。任何药物都可能产生不良反应，用药过程中如有不适要及时咨询医生或药师。每次就诊时，应主动告知正在使用的药物情况和药物过敏史，避免重复用药、药物不良反应以及药物相互作用等。

要详细了解药物的使用方法和包括剂量、用法、用量、使用时间、使用周期和注意事项等。应注意用药的时间间隔以及疗程选择。服药前要仔细阅读药品说明书或向医生咨询清楚，适当的给药时间间隔是维持血药浓度稳定、保证药物无毒且有效的必要条件。容易受胃酸影响的药物应该饭前服用，容易刺激胃肠道的药物要饭后服用，镇静催眠药则应该在睡前服用，以便发挥药效，适时入睡。慢性疾病需要长期用药，必须遵照医嘱按时、按量使用药物，不要私自盲目加大剂量用药、重复用药、减少或停止用药，避免药物的误服误用、滥服滥用。

药物在治疗疾病和缓解症状时可能产生各种不同的作用和不良反应，包括头晕、恶心、呕吐、皮疹等。用药前应清楚了解药物可能出现的不良反应及其对身体造成的不良影响，尽可能知晓应对方法。了解所服药物与其他药物的相互作用、药物的饮食禁忌等。口服药一般用温开水送服，不要用茶水、咖啡、饮料、菜汤等送服，以免影响药物疗效。

妥善储存。要检查药品有效期，及时清理家庭药箱的过期药品，防止药品变质或失效，不使用过期药品。应查看药物的储存条件，并按照说明正确存储，确保药物的品质和使用效果。谨防儿童及精神异常者接触和误食药物，一旦误服、误用药物，要及时携带儿童、药品及包装就医（参见本书健康素养第 56 条）。

■ 处方药和非处方药

购买药品必须要到合法的医疗机构和药店。药物分为处方药和非处方药，购买和使用药品要注意分辨。

处方药。处方药是指凭执业医师和执业助理医师处方才可以购买、调配和使用的药品。处方药没有"OTC"标志，只准在专业性医药报刊进行广告宣传，不准在大众传播媒介进行广告宣传。处方药通常具有一定的毒性、不良反应及其他潜在的影响，用药方法和时间都有特殊要求，必须在医生或药师的专业指导下使用。如果没有专业指导，消费者自行使用处方药品，就有可能产生严重后果，导致药品不良反应，引起药物中毒，带来健康损害，甚至威胁到生命。

非处方药。非处方药是指由国务院药品监督管理部门公布的，包装上有"OTC"标识，不需要凭执业医师和执业助理医师处方，消费者可以自行判断、购买和使用的药品。

"OTC"是非处方药的标志。非处方药的特点是安全、有效、方便、经济。我国非处方药的包装标签、使用说明书中标注了警示语，明确规定药物的使用时间、疗程，并强调指出"如症状未缓解或消失应向医师咨询"。

非处方药分为以下两类：

①甲类非处方药包装上有红色"OTC"标识，红底白字，可在社会药店和医疗机构药房购买，但须在执业药师指导下使用。

②乙类非处方药包装上有绿色"OTC"标识，绿底白字，既可以在社会药店和医疗机构药房购买，又可以在经过批准的普通零售商业企业购买。乙类非处方药安全性更高，无须医师或药师的指导即可购买和使用。

■ 防止滥用抗微生物药物

抗微生物药物也就是抗感染药物，即杀灭或者抑制微生物生长或繁殖的药物，包括抗菌药物、抗病毒药物、抗滴虫原虫药物、抗支原体衣原体立克次体药物、抗寄生虫药物等。只有明确或高度怀疑是细菌感染时，才可以遵医嘱使用抗微生物药物。

一般针对细菌感染的抗菌药物对病毒引起的上呼吸道感染无效。为有效进行治疗，避免药物滥用和耐药的发生，减少不良反应，必须在医生的指导下规范、合理使用抗微生物药物。

抗微生物药物的滥用会产生不良反应和耐药性，如过敏反应、胃肠道反应、神经系统损害、二重感染等，导致病原微生物的耐药性越来越强，若不及时有效地管理，就会衍变出"超级细菌"，抗生素和其他抗微生物药物变得无效，感染变得越来越难治疗或无法治疗，在未来会面临着无药可用的窘迫，普通的感染和小伤都会变得致命，严重影响生命健康。

44 预防 药物依赖

遵医嘱使用麻醉药品和精神药品等易成瘾性药物，预防药物依赖。

精神药，麻醉剂，易成瘾，需警惕。
防依赖，防沉迷，不滥用，谨遵医。

药物依赖也称为"药物成瘾"，是指不合理使用或滥用某种成瘾性药物所造成的一种周期性或慢性中毒状态，主要表现为强迫性地寻求和使用药物，对用药失去控制能力。

■ 成瘾性药物

成瘾性药物是指不合理使用或滥用后会产生药物依赖的药品或物质，药物依赖既有心理依赖，又有生理依赖，二者可以独立存在，又可同时出现。一般来说，当生理依赖出现戒断症状时，同时也会出现强烈的心理渴求用药的欲望，导致出现连续或定期的用药行为和其他反应。

成瘾性药物一般包括麻醉药品和精神药品，可用于镇痛、镇静、抗抑郁、抗焦虑、治疗失眠等。常见的成瘾性药物主要有阿片类（吗啡）镇痛和镇静催眠类药物。大量使用含麻醉、精神药品成分的复方制剂（如含有可待因、福尔可定等成分的止咳药）也可导致成瘾性。

国家药品监督管理局、公安部和国家卫生健康委联合发布了《关于调整麻醉药品和精神药品目录的公告》（2023 年第 120 号）。根据公告内容，我国现已列管 459 种麻醉品和精神药品以及两大类物质，包括麻醉药品 123 种、精神药品 162 种、非药用类麻醉药品和精神药品 174 种以及整类芬太尼类物质、整类合成大麻素类物质。此后还会根据实际情况变化而予以调整。

■ 预防药物依赖

遵医嘱使用麻醉药品和精神药品等成瘾性药物，可以治疗或缓解病痛。长时间不合理使用或滥用成瘾性药物，会导致人体逐渐适应具有一定药物浓度的环境，使用者虽然明白使用成瘾药物会带来问题，但还继续使用，进而产生药物依赖而上瘾。

药物依赖会损害健康，药瘾发作时，会出现疼痛、全身不适、失眠、心悸、出汗、大小便失禁，严重时会改变人的心境、情绪、意识和行为，引起焦虑、抑郁、妄想、幻觉、人格改变和各种精神障碍，甚至会出现痉挛等症状，对肝脏、肾脏、免疫力等造成急性中毒乃至死亡。这些问题可导致药物使用者感到绝望和无助，进一步加剧他们对药物的依赖。

药物依赖会引发强烈的戒断症状。一旦停止使用药物，使用者可能会感到极度不适，包括强烈的身体不适和心理焦虑。这种戒断症状可能让药物使用者重新寻求药物以缓解这些症状。

药物依赖会影响使用者的日常生活。药物使用者可能会失去对日常生活节奏的掌控，他们可能会经常性地错过工作、学习或家庭责任，因为他们被强烈的渴求所驱使，不断地寻求药物以满足他们的需求。

因此，任何人都不要擅自使用镇静催眠药和镇痛药等成瘾性药物。购买成瘾性药物时要凭处方购买，服药前要认真阅读药品说明书，严格按照说明书或医嘱用药，不能随意改变用药量，不能滥用。尤其是服用麻醉药品和精神药品等成瘾性药物出现药物依赖症状时，应去综合医院精神科或精神专科医院接受治疗。

45 拒绝毒品

···中国公民健康素养···

拒绝毒品。

说毒品，罪滔天，害健康，命糟践。
害家庭，苦难言，害社会，民生怨。
莫试毒，莫自贱，离毒友，断毒源。
除毒瘾，意志坚，拒毒品，正理念。

毒品是指能使吸食者形成瘾癖的药物。吸毒是一种违法犯罪行为，给个人身心健康、家庭幸福和谐、社会稳定安全带来严重威胁。

■ 毒品的种类

根据《中华人民共和国刑法》第三百五十七条规定，本法所称的毒品，是指鸦片、海洛因、甲基苯丙胺（冰毒）、吗啡、大麻、可卡因以及国家规定管制的其他能够使人形成瘾癖的麻醉药品和精神药品。

根据中国禁毒网权威发布，毒品分为传统毒品、合成毒品、新精神活性物质（新型毒品）。其中，最常见的主要是麻醉药品类中的大麻类、鸦片类和可卡因类。我国是世界上列管毒品最多、管制最严的国家，现已列管459种麻醉品和精神药品以及两大类物质（参见本书健康素养第44条）。

有些新型毒品隐匿性强，但其成瘾性和危害性与普通毒品相似或更严重。

■ 毒品的危害

任何毒品都具有成瘾性，任何人使用毒品都可导致成瘾。吸毒不仅给吸毒者带来身体上、精神上的极大损害，而且危害家庭幸福和社会安定。日趋严重的毒品问题已成为全球性的灾难。

危害身心健康。 毒品成瘾是一种具有高复发性的慢性脑疾病，其特点是对毒品产生一种强烈的心理渴求和强迫性、冲动性、不顾后果的用药行为。吸毒严重危害身体健康，造成营养不良，损害血管、呼吸系统；破坏人体神经系统、免疫系统，极易引起许多疾病；导致肾脏疾患，造成性功能障碍，男性多表现为阳痿、早泄、射精困难，女性多表现为闭经、痛经、性欲缺乏和不孕，

严重时会出现急性中毒甚至死亡。吸毒严重危害心理健康，会诱发人格与行为变化，出现病态心理，引发偏执、焦虑、恐慌、胡言乱语等精神症状，甚至产生幻听、幻视、被迫害妄想，实施自我伤害和伤害他人的行为。吸毒者共用不洁注射器，会造成艾滋病、乙型肝炎、丙型肝炎等传染病传播；吸毒孕妇可致新生儿先天畸形，新生儿死亡率高。毒品依赖性难以消除，戒毒是世界医药学界尚待解决的难题，要彻底戒毒需要有医学帮助和坚强意志。

导致家庭悲剧。一个家庭如果出现了吸毒者，这个家庭就将陷入经济破产、亲属离散，甚至家破人亡的困难境地。吸毒耗费大量钱财，最终必然要靠变卖家中财产换取毒品，导致家庭由富返贫，出现家庭经济危机，多少富裕家庭因有吸毒者而倾家荡产。吸毒会使人丧失对婚姻和家庭的责任观念，最终必然导致家破人亡。

破坏社会安定。毒品耗费巨大的经济资源，给社会生产力带来巨大破坏，造成社会财富的巨大损失和浪费。为了维持毒品消费，吸毒者往往从事贩毒或者通过从事诈骗、盗窃、抢劫、卖淫等手段来获得购买毒品的费用，走上犯罪的不归路。有的吸毒者会出现幻觉冲动，缺乏正常人性的束缚，丧失对法律规范的敬畏，发生聚众淫乱、打架斗殴、自残、自杀或伤人等情况。毒品可诱发各种违法犯罪活动，扰乱社会治安，给社会安定带来巨大威胁。

◼ 如何拒绝毒品

远离毒品，珍爱生命，预防是关键。每个人都要拒绝毒品，学会识别毒品，学会拒绝，远离可能涉毒的不安全社交环境，不结交吸毒、贩毒人员。不在吸毒场所停留，不接受吸毒者或陌生人递来的香烟、化妆品、食品或饮料。

面对毒品千万不可抱有试一试的心态，因为几乎所有吸毒者都是从试毒开始的。千万不要对毒品有好奇心理和侥幸心理，不要高估自己对毒品的抵抗力，永远不要尝试毒品，或争强好胜打赌而去吸食毒品。

要严格要求自己，充实自己，管理情绪，培养健康向上的生活态度，勇敢地面对各种挫折，不要因为心烦、情绪低落而去吸食毒品。吸毒是最愚昧可耻的行为，不要听信"吸毒是高级享受""有钱人才吸毒""毒品可以使人聪明""毒品可以治百病""毒品减肥效果好""就试一次没问题"等谎言而吸毒。不要因为好奇抱有侥幸心理。

一旦吸毒成瘾，必须进行戒毒治疗。发现亲友吸毒，一要劝阻，二要回避，三要举报。家庭和社会要帮助吸毒者强制戒毒。

46 使用卫生厕所

··· 中国公民健康素养 ···

农村使用卫生厕所，管理好禽畜粪便。

说厕所，要卫生，无渗漏，无蚊蝇。
贮粪池，污物坑，如厕后，用水冲。
养禽畜，要文明，不管好，传疾病。
禽畜便，坏环境，讲文明，及时清。

厕所是衡量人类文明进步的重要标志，改善厕所卫生状况直接关系到人民群众的健康和福祉。开展厕所革命，普及卫生厕所，可提升城乡环境卫生质量，减少传染病的发生。

■ 卫生厕所

卫生厕所是指厕屋完整，有墙、有顶、有门、清洁、无臭，贮粪池、污物坑或处理设施无渗漏、无粪便暴露、无蝇蛆，粪污就地处理或适时清出处理，能有效降低粪便中生物性致病因子传染性，达到无害化卫生要求并可以资源化利用的厕所；或通过下水管道进入污水处理系统处理后，达到排放要求，不会污染周围环境和水源的厕所。

农村常见的卫生厕所类型包括三格式、沼气池式、集中下水道式等水冲厕所，以及双坑交替式等卫生旱厕。

■ 厕所革命

厕所革命是提高对厕所的认知水平，倡导文明如厕，革除不文明陋习，对厕所进行改造的一项举措，包括提供干净、舒适、规划合理、数量充足的厕所，满足人们如厕的需要。厕所革命不仅改善日常生活必备的卫生设施，更是人民群众卫生习惯与生活方式的一场变革，是一个国家现代化、文明化进程的内容之一。

改善厕所卫生条件直接关系群众健康和环境状况。厕所里贮粪池易积攒污秽物，如果不注意卫生，污水横流，会给生活带来不便。便后不冲水，粪污就会产生刺鼻异味，令人感到恶心或心理不适。更为重要的是，粪便含有大量病原体，容易滋生蚊蝇，如果不处理排泄物就直接排放，可污染大气环境、水环境和土壤环境，传播消化道传染病、寄生虫病等。

农村厕所革命要求在农村建造和推广使用卫生厕所。简单地说是对原有旱厕进行改造，利用物理、化学或生物方法，使粪便在厕所发酵池内分解，杀灭病原微生物和寄生虫卵等病原体，控制蚊蝇滋生，减少粪便中病原体传播机会；防止恶臭扩散，保护环境，有效改善农村人居环境。粪便经无害化处理后可作为肥料，达到无害化效果，促进其处理产物直接资源化利用。农村厕所革命是社会文明的体现，事关农村千家万户，事关农民切身利益，事关环境污染治理，事关农业生产安全，是建设宜居宜业和美乡村、实施乡村振兴战略的重要举措。

■ 文明饲养禽畜

文明饲养禽畜是现代社会饲养禽畜者应尽的责任。饲养禽畜、宠物首先要管理好禽畜粪便，并按照有关规定做好防疫措施，注射疫苗，预防动物源性疾病。

要保持公共环境的卫生。饲养禽畜应遵守相关法规和社区规定，禽畜应当圈养，禁止在田间、主干道上、村庄内公共场所等地放养家禽，圈养棚舍不影响环境卫生和美观。禽畜粪便、尿液会污染环境，并给居民生活带来不便。要及时清理饲养禽畜的粪便，对禽畜粪便进行无害化处理，严禁将禽畜粪便污染水源，防止异味影响到邻居生活。

遛狗时要给狗戴笼嘴，牵狗绳，避免宠物乱跑或伤人、扰人。放养禽畜、外出遛宠物时，要及时清除禽畜粪便，妥善处理（可参见本书健康素养第 13 条）。

47 遵守交通法规

···中国公民健康素养···

戴头盔、系安全带；不超速、不酒驾、不分心驾驶、不疲劳驾驶；儿童使用安全座椅，减少道路交通伤害。

安全带，系肩头，司与乘，都紧扣。

骑车时，头盔戴，防意外，心无忧。

不飙车，不超速，不分心，观六路；

驾车前，不饮酒，疲劳时，应调休。

儿童椅，安全优，守交规，命不丢。

道路交通伤害（通常称"车祸"）是指因车辆等交通工具所引起的人身伤亡或物品损害。戴头盔、系安全带；不超速、不酒驾、不分心驾驶、不疲劳驾驶；儿童使用安全座椅，能有效减少道路交通伤害。

■ 减少道路交通伤害

在道路交通事故中，如果采取安全措施，可有效减轻摩托车、自行车因交通事故所导致的头部伤害，有效降低伤亡风险。

戴头盔。骑摩托车、自行车要佩戴头盔，研究表明，戴头盔可使摩托车骑乘者的死亡风险降低 39%，自行车骑乘者头部重伤风险降低 79%。

系安全带。在交通事故中，司机和乘客都系好安全带，可使汽车驾乘人员的致命伤害降低 40% ～ 60%。

不超速。超速驾驶是导致道路交通伤害的主要原因，驾驶时，速度每增加 1 千米 / 小时，伤害危险增加 3%，严重或致命伤亡危险增加 5%。车辆在通过交叉路口、斑马线时，要遵守交通指示灯并减速行驶，在行人穿过马路时要主动停车，礼让行人过马路。

不酒驾。酒后驾车是车祸的一大导火索。酒精、毒品、某些药物会减弱驾驶人员的判断能力和反应能力，即使血液酒精含量或药物浓度较低，也会增加交通事故风险。血液酒精含量每增加 2%，发生危及生命的道路交通事故危险性就增加 100 倍，因此，我国通过立法严厉惩处酒后驾车。

不分心驾驶。 驾车时不能分心驾驶，要集中注意力，眼观六路，耳听八方。分心驾驶会导致驾驶员观察能力、应变能力、操控能力降低，开车时打电话发生事故的概率是正常状态下的 2.8 倍，看手机、发短信发生事故的概率是正常状态下的 23 倍。

不疲劳驾驶。 疲劳驾驶会显著增加严重交通事故发生风险，建议驾驶员连续驾驶 2 小时应休息 1 次，保证驾驶时精力充沛、注意力集中。因此，《中华人民共和国道路交通安全法实施条例》明确规定，不得"连续驾驶机动车超过 4 小时未停车休息或者停车休息时间少于 20 分钟"，以防止疲劳驾驶。

儿童使用安全座椅。 汽车碰撞时，儿童安全座椅可使婴幼儿死亡率降低至少 60%。儿童乘客应使用安全座椅，安全座椅要与儿童的年龄、身高和体重相适应。

■ 行人和乘车人员要注意交通安全

每个人都应重视道路交通安全，严格遵守交通法规，避免交通伤害的发生。过马路时应走人行横道，不要乱穿马路；不要与车辆抢道、追逐车辆、抛物击车；不要一边过马路，一边玩手机、打电话、听音乐；不要在马路上坐卧、停留、嬉闹、使用滑板车和旱冰鞋。未成年人、行动不便的老人过马路时，应有人照料。

车辆乘坐人员上下车不要拥挤，避免踩踏、跌倒，乘车时不要干扰司机驾驶车辆。司机和乘坐人员都要系安全带，头、手不要伸出窗外，不要向车外扔东西，以免砸伤行人、砸坏东西，也不利于环境卫生。

值得注意的是，道路交通事故中死亡、受伤和致残的主要人群是儿童和青少年。因此，父母或监护人应加强对儿童和青少年的道路安全教育，引导他们遵守道路交通法规；同时要以身作则，为儿童和青少年自觉遵守交通法规起到示范作用。

■ 驾驶自行车、电动车要注意安全

驾驶自行车必须年满 12 周岁，驾驶电动车必须年满 16 周岁。年龄未达标的孩子，不可以驾驶自行车、电动车上路，只能在人车分流且安全的空间内，如训练场、居民小区或公园内特定的儿童活动区域等，并在家长的陪同监护下骑行。儿童自行车不能用于公路骑行。家长不要为孩子挑选与其体型体重相差过大的自行车。不得在道路上骑独轮自行车。未满 18 周岁的自行车、电动自行车驾驶人不得载人；已满 18 周岁的自行车、电动自行车驾驶人，可以在固定座椅内载一名 12 周岁以下的未成年人。

不得醉酒驾驶自行车、电动车。自行车、电动车坐垫高度要适合驾驶者的身高，出发前检查刹车是否有效等。要在非机动车道上骑行，如果没有非机动车道，则应靠行车道的右侧行驶，并保持距路边 1.5 米内的距离。转弯时要减速慢行，伸手示意，不得突然猛拐弯。过马路要依照信号灯指示通行，不能闯红灯或冲黄灯。过人行横道时要下车推行，没有人行横道时要走过街设施。要集中注意力，不得双手离把或手持影响安全行车的物品；不得互相追逐、曲折竞驶或扶肩并行。不得牵引、攀扶其他车辆行驶。要远离大型车辆转弯时的车内侧区域。不得进入高速公路行驶。

48 预防溺水

· · · 中国公民健康素养 · · ·

加强看护和教育，预防儿童溺水，科学救助溺水
人员。

小朋友，爱玩水，要监管，有作为。
近水域，知安危，去游泳，大人陪。
下水前，做准备，游泳时，防溺水。
若施救，方法对，讲科学，放首位。

溺水是我国儿童因伤害致死的第一位原因，要重视对儿童的
监管。游泳应选择管理规范的安全游泳场所，不可在非游泳区水
域游泳或戏水。

■ 加强看护和教育

溺水是在游泳或失足落水时发生的严重意外伤害，重视监管措施，加强看护和教育，是预防溺水的关键措施。

加强看护。监护人应时刻保持警惕，尤其是在水边、游泳池等危险区域，要时刻关注儿童的安全。避免让儿童独自前往水边或游泳池，确保有成人陪伴。对于低龄儿童，家长要重点看护，做到不分心、不间断、近距离看护，不能将儿童单独留在卫生间、浴室、开放的水域边，家中的储水容器要及时排空或加盖。要把家里通向浴室、厕所、厨房的门关紧，确保儿童无法自行开门进入玩耍。

加强教育。学校和老师、家长应加强教育，通过各种渠道普及预防溺水知识，使儿童认识溺水的危险性，并学会保护自己，告诉他们不要独自去水边或游泳池。培养儿童的游泳技能，让他们在水中能够自救。但是，即使儿童会游泳，也要由有救护能力的成人带领和看护，不要单独下水。教育儿童在遇到危险时不要直接用手拉溺水者，应当及时寻求帮助，如大声呼救、拨打紧急电话、找施救物品等。

此外，对于家庭中的老人，尤其是患有阿尔茨海默病的老人，应加强看管，避免他们独自外出到水边等危险区域。

■ 预防儿童溺水

要采取综合措施预防儿童溺水。危险水域要设置明显的水边警示标志，提醒人们注意溺水危险，到野外、水库、池塘、水坑等无保护措施的水域嬉戏或游泳是非常危险的。

游泳应选择管理规范的安全游泳场所，不可在非游泳区水域游泳或戏水。在游泳池等场所，乘船等水上活动时一定要穿救生衣，设置专业的救生员和救生设备，确保在发生意外时能够及时救援。要远离游泳池的排水口，因为游泳池的排水口压力大，容易发生意外。儿童进行水上活动时，应为儿童配备合格的漂浮设备，并有专职救生员全程监护。

下水前，应认真做准备活动，以免下水后发生肌肉痉挛等问题，不在空腹、过饱、身体不适、剧烈运动后下水。如果水温太低，先在浅水区用水淋洗身体，待体温适应水温后再去游泳，避免抽筋。

水中活动时，要避免追赶打闹、跳水等危险行为，不要在水中吃东西，不要贸然跳水或潜泳；不能逞强斗狠，不宜过长时间游泳，每游泳一段时间就要上岸休息片刻。在游泳过程中，如果突然觉得身体不舒服，如眩晕、恶心、心慌、气短、抽筋等，要立即上岸休息或发出求救信号。

■ 科学救助溺水人员

溺水者不要惊慌，可冷静自救。发生溺水时，要立即屏住呼吸，踢掉鞋子，放松肢体，不要胡乱挣扎，人体经过一段下落后会自动上浮。当感觉开始上浮时，千万不要试图将整个头伸出水面，应尽可能地使头后仰，这样口鼻将最先浮出水面。只要口鼻略浮出水面能进行呼吸而不呛水时，就可以呼救并以平静的心态等待救援。当施救者出现时，落水者绝不可惊慌失措地去抓抱施救者的手、腿、腰等部位，一定要听从施救者的指挥，让施救人员带着落水者游上岸。

发现溺水事故时，应立即大声呼救，拨打"120"急救电话，并在确保自身安全的前提下尽最大努力进行紧急施救。由于溺水施救需要一定的技术和能力，因此需要我们采取科学和理性的态度。如果不懂水中救助方法，切不可盲目下水施救。如果没有固定好身体，不能确保自身安全，千万不要直接用手拉溺水者，也不要手拉手组成"人链"施救，以免被溺水者反拖下水而一同溺毙。

正确的做法是：在确保自身安全的前提下开展施救，可固定好自己的身体，把竹竿、绳索、救生圈、漂浮物等抛给溺水者，把溺水者拉上岸来。将溺水者救助上岸后，应先检查溺水者是否有呼吸和心跳，要尽快清除其口鼻中的泥沙、杂草及分泌物。如无呼吸心跳，应立即进行心肺复苏；如有呼吸心跳，让溺水者侧卧，保持呼吸道通畅，注意保暖。任何情况下都不要对溺水者进行控水。

49 谨防一氧化碳中毒

···中国公民健康素养···

冬季取暖注意通风，谨防一氧化碳中毒。

冬天里，天气冷，室密闭，不通风。

一氧碳，悄无声，防中毒，多保重。

燃气具，装排风，常检修，保安宁。

取暖房，装烟囱，常清理，畅通风。

气中毒，易发生，人昏迷，唇樱红。

气泄漏，快救命，莫慌张，莫放松。

冬季寒冷，室内密闭，通风不良，在使用煤炉、煤气炉、液化气炉或木炭取暖时，或日常使用天然气热水器冲澡时，因供氧不充分或气体泄漏，可引起大量一氧化碳在室内蓄积，造成人员中毒，严重者危及生命。

■ 预防一氧化碳中毒

一氧化碳中毒后，轻者感到头晕、头痛、四肢无力、恶心、呕吐；重者可出现昏迷、体温降低、呼吸短促、皮肤青紫、唇色樱红、大小便失禁，若抢救不及时会危及生命。

日常生活中要谨防一氧化碳中毒，注意做好以下四点：

*安装排风系统。*使用燃气炉的厨房和浴室必须安装排气扇等排风系统，要经常查看管道和阀门是否有泄漏，如有泄漏应及时请专业人员维修。

*保持烟道通畅。*安装了取暖设施的房间，要安装风斗或烟囱，定期清理烟囱，保持烟道通畅，排气正常；使用炉灶或木炭取暖时，要打开风斗或烟囱，确保通风良好。

*用气有人看管。*使用燃气设备烧水、做饭时，要有人看管，做到人离开必关气，以防止水溢后浇灭炉火、被风扑灭炉火或燃气空烧，防止气体泄漏或引发其他意外事故。如发生气体泄漏，首先要立即关闭燃气阀门，打开门窗，使室内空气流通。

*燃气设备合格。*不要使用不合格的燃气炉、燃气热水器。燃气热水器要按照要求安装在浴室外、通风良好的地方。

发生一氧化碳中毒后怎么办

发现有人一氧化碳中毒，可采取以下措施进行救助：

现场迅速通风。一氧化碳中毒现场应立即打开门窗，使室内通风。

处置中毒病员。有条件时把中毒病员转移到室外通风处或空气新鲜的地方；解开中毒者衣扣和皮带，但要注意保暖；清除其口鼻分泌物，保持呼吸道通畅，如中毒者无意识但呼吸正常，将其翻转为侧卧位，防止呕吐物误吸。随时观察生命体征，如中毒者无意识、无呼吸，应立即进行心肺复苏。

尽快报警求助。尽快拨打"120"急救电话。注意如果现场有煤气泄漏，打电话时要远离煤气泄漏现场。

发生煤气泄漏怎么办

如发生煤气泄漏，应果断采取以下措施：

立即关闭阀门。关闭煤气泄漏阀门，防止事态蔓延和发生火灾。在关闭煤气阀门的过程中，要屏住呼吸并戴上淋湿的布手套，或用湿围裙、毛巾、抹布等包住手臂以防止烧伤。最好穿戴防毒面具，对残余废气或泄漏钢瓶要在迅速关闭后转移至安全地方。

现场迅速通风。迅速打开门窗，使室内空气流通，降低液化气和煤气的浓度。

禁止火花行为。同时禁止明火、拨打电话、吸烟、开启照明设施、打开抽油烟机或排风扇等一切能够引起火花的行为。尤其要注意，千万不能在煤气泄漏现场拨打电话。

快速撤离现场。关闭煤气阀门并打开门窗后，要马上用湿毛巾捂住鼻子和嘴，离开现场，转移到空气新鲜的地方，并迅速疏散家人、邻居，阻止无关人员靠近。

离开现场报警。离开煤气泄漏现场后要立即拨打"119"或"110"报警电话，如果发生一氧化碳中毒还应拨打"120"急救电话。

50 婚前孕前产前保健

· · · 中国公民健康素养 · · ·

主动接受婚前和孕前保健，适龄生育，孕期遵医嘱规范接受产前检查和妊娠风险筛查评估，住院分娩。

结婚前，怀孕前，为优生，做保健。

怀孕期，产前检，遵医嘱，不可免。

为孕妇，查风险，为宝宝，身体健。

生孩子，到医院，防意外，母子安。

结婚和生育是人类繁衍的过程，关系到男女双方以及下一代的健康。因此，应主动接受婚前和孕前保健，孕期接受产前检查，并住院分娩，以确保优生优育和母婴安康。

主动接受婚前和孕前保健

到正规医疗机构接受婚前和孕前咨询和医学检查，可以帮助准备结婚或怀孕的男女双方了解自身的健康状况，发现可能影响婚育的有关疾病和健康问题，接受针对性的评估和指导，提高婚姻质量和促进安全孕育。

婚前保健。 准备结婚的男女双方应当主动接受婚前卫生指导、婚前卫生咨询、婚前医学检查等保健服务，接受性卫生知识、生育知识和遗传病防治知识的教育，避免在医学上认为不适当的结婚和生育的疾病，有助于提高婚姻生活质量和人口素质。

孕前保健。 准备生育的夫妇应当主动接受婚前和孕前保健服务，获得医学检查和咨询指导，科学备孕，以对一些影响婚育的疾病进行防治和指导，特别是防止遗传性疾病的延续，保证生育出健康的婴儿，从而实现优生。孕前检查是进一步提高出生人口素质、强化预防出生缺陷的一级预防措施。

适龄生育。 提倡适龄生育，保持适宜生育间隔。女性最佳生育年龄为 24～29 岁，男性最佳生育年龄为 25～35 岁。女性生育年龄 ≤ 18 岁或 ≥ 35 岁均属于高危妊娠。高危妊娠会增加发生妊娠期高血压、糖尿病以及胚胎停育、流产、胎儿出生缺陷等不良妊娠结局的风险。两次妊娠之间的间隔太短或太长都不利于母婴健康，推荐生育间隔为 2～5 年。

■ 孕期应遵医嘱规范接受产前检查

产前检查是根据胎儿发育的早期、中期、晚期不同阶段生理特点，孕妇做相应的身体检查，了解孕妇怀孕期间生理、心理的变化，及时筛查并防治孕妇的健康危险因素，为孕妇提供一系列的医疗、护理建议和措施，及早预防和发现并发症，降低孕产妇死亡率和围产儿死亡率。同时也可了解胎儿宫内生长发育情况，筛查并防治影响胎儿健康的危险因素。

孕妇应遵医嘱规范接受孕期产前检查，尽早建立《母子健康手册》，整个孕期至少接受 5 次产前检查，而且每次产前检查的侧重点和检查目的有所不同。首次孕期检查最晚不应超过怀孕 12 周，有异常情况者应适当增加检查次数。定期产前检查能够动态监测胎儿发育情况，及时发现妊娠并发症或合并症，并早期诊断，及时治疗或转诊。

怀孕期间如果突然出现腹痛或者阴道出血、头痛、视物不清、恶心、呕吐，短时间内体重增加过多，出现心慌、憋气、胎动减少或消失，应及时到医院接受检查和诊治。

■ 住院分娩好

孕妇要到有助产技术服务资格的医疗保健机构住院分娩，提倡自然分娩，减少非医学需要的剖宫产。

做好入院准备。孕妇在临近预产期时应及早做好住院分娩的准备工作，以免临产征兆时紧张忙乱而准备不足，准备工作包括：

①准备有效身份证、社保卡或就医卡、《母子健康手册》以及银行卡或必要的经费。

②准备洗漱盆、毛巾、牙刷、牙膏、洗漱杯、清洁用品、换洗衣服、鞋子等生活用品，由于产妇身体比较虚弱，为方便饮水，要准备吸管式的水杯。

③准备高热量食物，以防孕妇在生产过程中没有力气，从而可及时补充能量，能够有效改善个人的情况。

④准备成人纸尿裤，不管是顺产还是剖宫产，产妇都会存在一定量的流血、恶露现象，所以一定要准备好产褥垫、卫生纸或者成人纸尿裤，以保持清洁卫生。

⑤准备婴儿用品，如婴儿纸尿裤、婴儿衣服、包被等，至少需要两套婴儿衣服，由于婴儿出生后变化很快，所以衣服并不需要准备太多。

高危孕妇待产。对于高危孕妇应提前住院待产，以最大限度地保障母婴安全。如果出现紧急情况可拨打"120"急救电话，请求协助送往医院。

确保母婴平安。分娩过程有很多潜在危险因素，往往在很短的时间内就可能发生意外，如产后出血、子宫破裂、羊水栓塞、新生儿窒息、新生儿产伤、诱发产褥感染等，威胁母婴生命安全。住院分娩能够及早排查和处理在分娩过程中的异常情况，及时发现和防止分娩过程出现的意外，尽最大可能确保母婴平安。

51 母乳喂养与添加辅食

· · · 中国公民健康素养 · · ·

孩子出生后应尽早开始母乳喂养，满 6 个月时合理添加辅食。

孩出生，母乳喂，最理想，最美味。
纯母乳，到半岁，满六月，辅食配。

孩子出生后应尽早开始母乳喂养，可在 1 个小时内开始母乳喂养，要坚持 6 个月的纯母乳喂养。

母乳喂养好

母乳喂养是一种天然的喂养方式，对婴儿生长发育和母亲身心健康都具有许多好处。为了母乳喂养成功，孩子出生后 1 小时内就应开始哺乳。纯母乳喂养可满足 6 个月内婴儿所需全部液体、能量和营养素，6 月龄内应纯母乳喂养，不需要添加任何辅食和液体。母乳喂养可以持续至 2 岁或 2 岁以上。

促进生长发育。 母乳是婴儿最理想、最经济、最安全的天然食品，特别是初乳，含有婴儿所需要的丰富营养，是任何乳制品都不可替代的优质乳。母乳含有婴儿所需的几乎全部营养物质，包括蛋白质、脂肪、碳水化合物、维生素和矿物质等。母乳所含营养物质配比最佳，更容易被婴儿吸收利用，因此，母乳喂养能够满足婴儿生长发育的需要。

有利于大脑发育。 母乳喂养时，婴儿吸吮肌肉运动有助于面部正常发育，防止因奶瓶喂养引起的龋齿。母乳中含有婴儿大脑发育所必需的氨基酸、促进组织发育的核苷酸、增强视力的 DHA 等，能促进婴儿早期智力发育。

增强抗病能力。 母乳含有丰富的免疫活性物质，可增强婴儿的免疫力，降低感染性疾病和成年后慢性病的发病风险。如母乳中的双歧因子、溶菌酶和免疫球蛋白等成分可以杀死细菌和病毒，帮助婴儿抵抗感染，防止婴儿患传染病和慢性疾病。纯母乳喂养还可以降低婴儿因腹泻或肺炎等常见儿童期疾病的死亡率，并且帮助婴儿在患病以后快速康复。

确保喂养安全。 母乳干净、安全、无毒、无不良反应，可降低减少婴儿过敏现象，是喂养婴儿的最佳食品，是妈妈们与生俱来地为婴儿提供的"安全粮仓"。

增进母子感情。母乳喂养时，母亲的声音、心音、气味和肌肤接触，可增进母亲对婴儿的抚爱、关爱、疼爱之情，能刺激婴儿大脑发育，使婴儿具有安全感，并有助于增进母子间的情感，促进婴儿神经和心理健康。

促进母体康复。对于母亲而言，母乳喂养能给予母亲一种成功感、自豪感，帮助母亲从孕期状态成功过渡到非孕期状态。母乳喂养时，吸吮刺激催产素的分泌，能够减少产后出血，促使子宫收缩，有利于产后的康复，有助于降低母亲乳腺癌、卵巢癌和2型糖尿病的发病风险。

■ 合理添加辅食

婴儿满6个月时，母乳不能完全满足孩子生长发育对营养的需要，在继续坚持母乳喂养的同时，必须添加辅食。

添加辅食方法。添加辅食的原则是由一种到多种，由少到多，由稀到稠，由软到硬，由细到粗。首先从富含铁的肉泥、肝泥，强化铁的谷粉开始，逐渐增加食物种类，达到食物多样化，以预防婴儿偏食。1岁内适时引入各种食物。开始添加的辅食形态应为泥糊状，逐步过渡到半固体或固体食物。辅食从少量开始，逐渐增加频次和进食量。观察婴儿大便是否正常，婴儿生病期间不应添加新的食物。

回应式喂养。回应式喂养也称顺应喂养，就是喂养者与婴儿有充分的交流，并通过婴儿的语言、表情和肢体动作等及时识别婴儿发出的饥饿或饱腹信号，在不限制哺乳次数和时长的前提下，及时地对婴儿做出恰当的喂养回应。喂养者应该耐心喂养，鼓励进食，但绝不强迫喂养，尤其是鼓励并协助婴幼儿自主进食，培养进餐兴趣，促进婴幼儿摄入食物的多样化，帮助婴幼儿建立良好的生活规律和健康的饮食习惯。

继续母乳喂养。要特别提醒的是，不要因添加辅食而放弃母乳喂养。由于婴幼儿月龄较小，能添加的食物种类较单调，如果过早断奶会导致婴幼儿营养不良，身体消瘦，容易生病。为了孩子的健康，断奶的最佳时段可选在孩子 1 周岁左右。

52 青少年健康行为生活方式

···中国公民健康素养···

青少年要培养健康的行为生活方式，每天应坚持户外运动 2 小时以上，应较好掌握 1 项以上的运动技能，预防近视、超重与肥胖，避免网络成瘾和过早性行为。

青少年，青春期，好习惯，无陋习。

日运动，两小时，有技能，强身体。

护眼睛，防近视，体超重，要控制。

玩视屏，防沉迷，性行为，不适宜。

青少年处于心理、生理发育和发展的关键时期，可塑性很强。一方面容易培养健康行为和生活方式，另一方面也容易养成不健康的陋习，出现一些心理行为问题，危害青少年身心健康成长。

■ 青少年时期的特点

青少年处于儿童向成人过渡的阶段，它既非完全与儿童相同，也非成人阶段可以相比，而是具有自己独特生理、心理特点的成长过程。

生理特点。 青春期随着身体各器官功能逐渐发育完善，生理和心理发生着巨大变化。身体发育加快，身高、体重、肢长等体格生长迅速，内脏器官功能逐步完善，第二性征更加明显，男孩出现喉结、遗精、嗓音变粗等现象，女孩出现月经、胸部隆起、骨盆变大等现象，到青春期晚期已具备生殖功能。由于体内性激素水平的变化，性机能迅速发展，可能逐渐开始对异性产生好感。部分青春期孩子则主动向异性示爱，想方设法吸引异性仰慕和追求。

心理特点。 处于过渡期的青少年，心理是从幼稚向成熟发展，自我意识逐渐增强，思维发育相对较快，学习能力也有所增强，渴望独立，人生观、价值观逐渐形成，性意识觉醒和发展，自尊心逐渐增强，对于周边的事物可能存在各种想法、质疑和批判，对个人外表、流行文化等方面更加敏感，容易产生逆反心理，甚至出现厌学、逃课等行为。容易出现情绪波动、情绪低落、易怒、焦虑等负面情绪和心理行为问题，严重者会发展为心理疾病。

青少年要学会以乐观积极的心态对待困难和挫折，出现内心困惑、心理问题或情绪波动时，要学会控制情绪，不要把强烈的情绪发泄到父母、老师、朋友身上，引起矛盾冲突；要及时向亲人、朋友、老师或心理咨询与治疗专业机构寻求帮助；学校要密切关注学生的思想动态和心理变化，主动发现问题，及时提供必要的心理咨询和帮助。

健康生活。青少年时期是行为生活方式养成的关键时期，青春期青少年的生理和心理尚未完全成熟，需要关注和正确引导。家长要了解青少年的身心发育特点，正确引导青少年形成健康行为和生活方式，做自己健康的第一责任人。青少年要提升健康素养，积极参加户外活动，保持合理膳食、营养均衡，保证充足睡眠，确保精力充沛；注意用眼卫生，拒绝烟酒和视屏成瘾，正确认识自我、了解自己的生理和心理特点，预防校内外霸凌，拒绝性行为和其他性伤害。学会调整自己的心态与情绪变化，保持愉快的情绪和积极进取的精神状态，以健康心态改善人际关系、适应学校和社会的变化。

■ 加强体育锻炼

加强体育锻炼能够帮助青少年养成良好的生活习惯和健康体魄，促进青少年身心健康成长和发展。要求每天坚持户外运动 2小时以上，较好地掌握 1 项以上的运动技能。

经常参加体育锻炼可以促进青少年骨骼和肌肉发育，增强心肺功能和免疫力，提高抗病能力，帮助青少年控制体重，降低成年后患上心脏病、高血压、糖尿病等疾病的概率，保持健康的体魄。

青少年时期是大脑神经发育最快速的时期。通过参加体育锻炼，如慢跑、游泳、骑自行车等，可以促进脑神经发育，增强反应能力和协调性，从而缓解精神压力，放松紧张心情，提高学习效率。锻炼还有助于培养竞争意识、拼搏精神和顽强毅力，形成群体意识和集体精神，提高自尊心、自信心、审美能力、适应能力和团队协作能力。

■ 预防近视

青少年要从小养成良好的用眼习惯，读书、写字、看书姿势要端正，预防近视的发生和发展。

三个"20"。健康用眼，预防近视，近距离用眼要记住三个"20"，即近距离读写或视屏 20 分钟，要看 6 米以上（20 英尺）远距离目标至少 20 秒。课间休息片刻，休息时可到室外活动，尽可能向远处眺望，也可闭目养神。青少年要自觉减少电子视屏产品使用，非学习电子产品使用单次不宜超过 15 分钟，每天累计不宜超过 1 小时。年龄越小，连续使用电子视屏产品的时间应越短。

三个"1"。如果眼睛与书本、文件等距离太近，造成眼睛过度调节，容易产生视疲劳。要保持读写姿势端正，可概括为三个"1"，包括以下内容：

①眼与书本距离 1 尺（约 33 厘米）。

②前胸与桌子距离 1 拳（约 10 厘米）。

③握笔手指与笔尖距离 1 寸（约 3 厘米）。

健康用眼。多到户外从事体育活动，每天进行 2 小时及以上自然阳光下的户外活动。每天做眼保健操，上午、下午各做 1 次。用眼的环境要光线适宜，光线不能太强或太暗。读写要在采光良好、照明充足的环境中进行。白天学习时，充分利用自然光线照明，避免光线直射在桌面上。晚上学习时，同时打开台灯和房间大灯。避免不良用眼行为，不躺在床上看书，不边走路边看书，不在行进的车厢里看书。合理膳食，保证充足睡眠，有益于保护视力。

视力筛查。每年进行眼健康视力筛查。自我感觉眼睛不适、视力下降或视觉异常时，应告知家长和教师，及时到眼科医疗机构就医。眼睛近视后应到正规医院或有资质的眼镜店验光配镜。

■ 预防超重与肥胖

青少年如果饮食过量，或膳食不均衡、运动量不足，就容易导致超重和肥胖，危害身心健康（参见本书健康素养第 25 条）。

家长和青少年都要学习如何监测身高、体重等生长发育指标，学会计算体重指数（BMI）（见表 2-4），及早发现、科学判断是否出现超重、肥胖等健康问题，在专业医生的指导下采取针对性的措施控制体重，合理膳食，加强运动锻炼，不要采取不科学的方式盲目减肥。

表 2-4　中国儿童青少年超重与肥胖筛查体重指数（BMI）分类标准

单位：kg/m²

年龄（岁）	男		女	
	超重	肥胖	超重	肥胖
6	16.4	17.7	16.2	17.5
7	17.0	18.7	16.8	18.5
8	17.8	19.7	17.6	19.4
9	18.5	20.8	18.5	20.4
10	19.2	21.9	19.5	21.5
11	19.9	23.0	20.5	22.7
12	21.7	24.1	21.5	23.9
13	21.4	25.2	22.2	25.0
14	22.3	26.1	22.8	25.9
15	22.9	26.6	23.2	26.6
16	23.3	27.1	23.6	27.1
17	23.7	27.6	23.8	27.6
18	24.0	28.0	24.0	28.0

■ 避免网络成瘾

网络成瘾实际上是因过度沉迷于各类视屏上的网络游戏等而不能自拔，并对身心健康造成危害的行为，是一种精神性成瘾行为。当今社会，电脑、手机、智能平板、智能手表、阅读器等诸多视屏上，网络游戏、网络影视、网络购物、网络社交以及各类阅文、短剧等鱼龙混杂，导致青少年网络成瘾、沉迷视屏电子产品，严重危害青少年身心健康成长。

健康损害。长期沉迷于视屏、网络，完全打破了正常的学习和生活规律，导致人体新陈代谢紊乱、生物节律失调、饮食习惯改变、体重下降、头晕头痛、睡眠障碍、近视和视网膜黄斑变性、手指发育畸形、颈椎疾病、内分泌紊乱和免疫力下降，可引发心血管疾病甚至猝死。

人格异常。青少年自我防护意识和自我控制能力相对薄弱，当遭受学习困扰、生活挫折时，会沉迷于网络虚拟角色，寻求虚幻的安慰、自信和快乐，态度消极，逃避现实；对真实生活中的人和事缺少兴趣而变得淡漠，与亲友、师生之间交往减少而自我封闭。由此导致失眠多梦、注意力难以集中、记忆力减退、学习困难、成绩下降；导致家庭关系紧张、人格异常扭曲、言行与社会主流价值观相背离；导致情感障碍、抑郁、焦虑或典型精神障碍，甚至引起精神分裂症、心理变态和自杀。

道德弱化。青少年处于成长和发展的关键时期，网络的虚拟性、开放性、平等性和自由性，正符合青少年的需要，使青少年沉迷于虚拟世界，或结交不良网友，缺乏正常的社会生活和人际交往，缺乏以教师、家长为核心的教育和行为监督，长此以往，就会影响正确人生观、价值观的形成，导致青少年不能明辨是非，容易在网络和视屏中铤而走险、自我放纵欲望、社会道德扭曲，有的甚至误入歧途。

诱发犯罪。网络和视屏上各类信息泛滥，一些不法之徒，以各种方式将色情、反动、暴力的信息、游戏等不良内容预设到各类视屏和网络之中，诱使青少年将自己定位成攻击者角色，增强了攻击性行为，从而导致青少年法律意识淡化，犯罪感缺乏，滋生犯罪冲动，甚至诱导青少年产生暴力攻击行为和违法犯罪行为。

网络成瘾和视屏沉迷对个人、家庭和社会造成严重危害，需要及时识别和干预。首先，青少年要合理、安全使用网络和视屏，提高对互联网信息的辨别力，预防和抵制网络成瘾和视屏沉迷。青少年要学会以乐观积极的心态对待困难，出现心理问题，要及时向亲人、朋友、老师寻求帮助，了解过度使用网络和游戏的危害，也可向心理咨询与治疗专业机构寻求帮助，而不要在网络和游戏上寻求心理补偿。其次，要通过亲子互动，加强沟通，构建和谐、温馨的家庭氛围，引导青少年走出网瘾困境。家长应主动与孩子一起上网，教会孩子如何正确使用网络、结交网友要告诉家长，帮助孩子合理安排上网、游戏和使用视屏时间，做到适量、适度，切实起到管理和监控的作用。最后，要多培养孩子的兴趣爱好，引导他们多参加网络以外的文体活动，转移孩子对网络的注意力。

■ 避免过早性行为

青少年要掌握正确的生殖与性健康知识，了解青春期第二性征的发育，客观理智地认识自我和他人，树立正确的恋爱观，避免过早发生性行为和不安全性行为。

青少年随着性器官和生殖系统的发育，伴随而来的是性意识逐渐觉醒，导致他们在性方面有更多的好奇心。开始对自己的性别、性取向、性行为等问题产生兴趣，萌发对异性的兴趣，有接近异性和与异性密切交往的欲望。但是，青少年性生理机能和身体发育并不成熟，生殖器官正处于生长发育阶段，局部皮肤黏膜娇嫩，很容易受到损伤。特别是女性过早发生性行为可造成处女膜严重撕裂、阴道裂伤而大出血、生殖器感染，增高宫颈癌的发生率，还会增加感染多种疾病的危险。

不安全性行为是指在性交过程中接触到对方的阴道分泌物、精液等体液并可能发生体液交换的行为，不安全性行为会增加感染艾滋病、性病、乙肝等传染病的风险。尤其是少女的非意愿怀孕，不仅可能造成心理创伤，还可能引起贫血、难产、感染、出血、子宫穿孔以及婚后习惯性流产和不孕等并发症。青少年性心理不成熟，过早发生性行为会使青少年在心理上产生恐惧感、负罪感及悔恨情绪，影响心理健康。

因此，对青少年要加强性道德教育、性安全教育和生殖健康教育，尤其需要家长的关爱、教师的指导、社会的关心，从而引导青少年正确看待自身的生理与心理变化，帮助其顺利度过青春期。父母或监护人应加强监督，对孩子结交朋友应有所了解，预防结交校外不良青少年、不良网友，预防校内外霸凌。要关注孩子的校内外表现，教育孩子学会自我保护，拒绝性骚扰、性诱惑，防止各种形式的性侵犯、性暴力和性伤害。

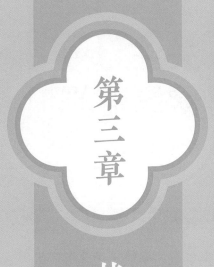

第三章

基本技能

53 关注健康信息

关注健康信息，能够正确获取、理解、甄别、应用健康信息。

说健康，信息热，会获取，会选择。

能理解，能甄别，若应用，要正确。

健康素养是指人们具有获取、理解和处理基本的健康信息和服务，并运用这些信息和服务做出正确判断和决定，维持和促进健康的能力。要提高健康素养水平，首先应该有意识地关注健康信息，具有获取、理解、甄别、应用健康信息的能力。

■ 关注健康信息

健康信息是指与健康相关的各种知识和数据，是生活中不可或缺的一部分。能够正确获取、理解、甄别、应用健康信息是具备健康素养的体现，可以更好地管理自己的健康，提高生活质量。

在日常生活中，我们要有意识地关注健康信息，学习健康知识，提高健康素养。遇到健康问题时，能够积极主动、科学合理地利用这些健康信息，对于各种途径传播的健康信息能够判断其科学性和权威性，不轻信、不盲从，优先选择科学权威、来源可靠的健康信息，保持对政府新闻机构媒体、健康领域媒体和专家媒体的关注，参加卫生健康行政部门、医疗卫生专业机构主办或指导的健康教育活动也是一种很好的学习方式。

■ 正确获取、理解、甄别、应用健康信息

面对众多的健康信息资源，我们平时要自觉接受健康教育，正确获取、理解、甄别、应用健康信息，并将正确的健康信息应用于日常生活，维护和促进自身及家人健康。

选择权威信息。首选政府以及卫生健康行政部门、医疗卫生专业机构、权威医学机构等媒体或渠道发布的信息。这些信息通常有严格的审核机制，发布的信息质量较高。

判断是否科学。学会对健康信息的科学性进行评估，分辨信息是否基于科学研究，是否有明确的证据支持，避免盲目相信没有科学依据的信息。

关注信息时效。医学和健康领域的信息与知识在不断更新，

因此要注意健康信息的时效性，尽量选择最新发布的信息，避免使用过时的信息。

结合具体实际。每个人的身体状况和需求都是不同的，所处的实际情况也不同，因此在使用健康信息时，要结合具体实际进行判断和选择。不要盲目跟风或模仿他人；能够将健康信息自觉应用于日常生活，维护和促进自身及家人健康。

进行专业咨询。对某个健康问题有疑问或不确定如何正确使用健康信息时，最好进行专业咨询，如到政府咨询热线、卫生健康部门、医疗卫生健康机构、社区卫生服务机构等向专业人士咨询。他们可以根据具体情况给出专业的建议和指导。

保持理性态度。在面对各种健康信息时，要保持理性态度，不要轻信或盲目拒绝。虽然互联网、新媒体获取信息便捷、迅速，但其中也充斥着大量的虚假和误导性信息。因此，要避免传播错误的信息和谣言，避免信息过多引发焦虑或恐慌，要保持积极乐观的心态。

54 阅读食品标签

· · · 中国公民健康素养 · · ·

会阅读食品标签，合理选择预包装食品。

购食品，要留心，读标签，要认真。

看配料，看成分，看声称，看标准。

预包装，要谨慎，防伪劣，细辨认。

不过期，不破损，选健康，选优品。

食品标签是书写、印制或附加在食品外包装上的标牌及其他说明物，要学会阅读食品标签，合理选择预包装食品。

■ 阅读食品标签

为了帮助消费者更容易地理解和比较不同食品的营养价值，食品标签上标有配料表、净含量、适用人群和食用方法、营养成分表、营养声称、营养成分功能声称等表现食品营养特征的信息。但它们必须基于食品中相关营养成分的实际含量，确保所提供的信息准确、遵守规定、符合标准，并且符合特定的含量要求和限制性条件。

阅读配料表。配料表是了解食品的主要原料、鉴别食品组成的最重要途径。通俗地说，配料表告知消费者食品是由哪些原料制成的。按照"用料量递减"原则，依序列出食品原料、辅料、食品添加剂等名称及含量。

阅读营养成分表。食品营养成分表是标示食品中能量和营养成分的名称、含量及其占营养素参考值（NRV）百分比的规范性表格。通常列出每100克（或每100毫升）食品可食部分所含的水分、蛋白质、脂肪、碳水化合物、糖、钠、钙、磷、铁和维生素等营养成分的含量及其占营养素参考值的百分比。其中，能量及蛋白质、脂肪、碳水化合物、钠四种核心营养素是强制标示的内容。

阅读营养声称。营养声称是食品营养标签的一部分，用于向消费者描述和说明食品的营养特性，包括含量声称和比较声称。

含量声称是描述食品中能量或营养成分含量水平的声称。预包装食品使用"含有""高""低"或"无"等用语。如常见的营养声称有"高蛋白质""低脂肪""高钙"和"无糖"等。专供婴幼儿和其他特定人群的主辅食品，其标签还应当标明相关的主要营养成分及其含量。

比较声称是与同类食品的营养素含量或能量值进行比较的声称。如"减少"或"少于"等。如某种产品可能声称"增加了膳食纤维""减少了盐用量"等。

营养成分功能声称。营养成分功能声称是指食品上可以采用规定用语来说明营养成分对维持人体正常生长、发育和正常生理功能等方面的功能作用，如"高钙"牛奶、"低糖"饼干等。凡是进行功能声称的食品都应在营养成分表中列出相应的营养成分含量，并符合声称条件和标准。任意删改规定的声称用语或使用规定以外的声称用语均被视为违反国家标准。

■ 合理选择预包装食品

预包装食品是指预先包装于容器中，以备交付给消费者的食品。购买预包装食品时，通过阅读食品标签和营养成分表，了解各种食物原料组成、能量和核心营养成分及含量水平，合理选择健康食品，慎选高盐、高油、高糖食品。

食品标签是依法保护消费者合法权益的重要途径。选择预包装食品时要注意食品标签与包装容器没有分开；食品标签的一切内容清晰，不得模糊甚至脱落，防止购买假冒伪劣食品，不要购买外包装损坏的预包装食品。

此外，还要查看适用范围或适宜人群、食用或者使用方法、不良反应、生产厂家、出厂日期和保质期等信息，选择优质食品，避免购买过期食品、变质食品。

55 识别危险标识

···中国公民健康素养···

会识别常见危险标识，远离危险环境。

危险处，有标识，种类多，会辨识。
见标识，要远离，遇险情，早报知。

危险标识由安全色、几何图形和图形符号构成，用以表达特定危险信息的标识，提示人们周围环境中有相关危险因素存在。

■ 识别常见危险标识

会识别常见的危险标识是保护自身安全的关键。常见的危险标识包括高压、易燃、易爆、剧毒、放射性、生物危害等（见图3-1）。

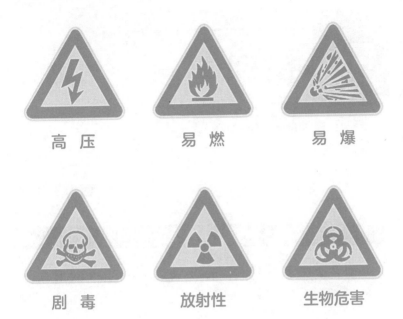

| 高 压 | 易 燃 | 易 爆 |
| 剧 毒 | 放射性 | 生物危害 |

图 3-1　常见的危险标识及含义

远离危险环境

危险标识只起提醒和警告作用，其本身不能消除任何危险，也不能取代预防事故的相应设施。

危险标识的作用是提醒人们对周围环境的不安全因素以及在运输、储存、保管、搬运等活动中加以注意和警戒，预防发生危险或事故。因此，为了减少伤害，保护自身安全，应自觉远离高压、易燃、易爆、剧毒、放射性、具有生物危害等危险物。遇到险情要及早报告。

56 管理家庭药物

科学管理家庭常用药物，会阅读药品标签和说明书。

家庭药，须谨慎，善管理，善保存。

按类别，不能混，按要求，质量稳。

购药物，用药品，防差错，防伤身。

看标签，要细心，看说明，要认真。

对症用，功效分，讲科学，讲忌禁。

    家庭用药与家人健康和生命安全息息相关。科学管理家庭常用药物，会阅读药品标签和说明书，可以确保家庭成员在有需要时能够安全、有效地使用药物，同时避免不必要的风险。

科学管理家庭常用药物

家庭常用药物应在家庭医生指导下，根据实际情况配备，主要包括：

①医用急救物品，如碘伏、75%医用酒精、创可贴、医用纱布、敷料、绷带、三角巾、绷带剪、一次性医用手套、医用口罩等。

②基本药物，如各种维生素、感冒药、退烧药、外用跌打损伤药、止泻药等。

③家庭成员针对自身疾病的专用药物，如高血压、糖尿病等慢性病用药。

④有儿童的家庭应配备儿童专用药。

科学管理家庭常用药物有利于保证家庭成员用药安全，避免因用药错误而导致不良反应和意外事件，避免不同药物之间的相互作用而导致不良反应风险，避免使用过期药物。

分类存放。将药物按照类型进行分类，如处方药、非处方药、外用药和内服药、成人药物和儿童药物等；对于个人专用药物，最好由使用者个人保管；避免混淆和误用，尤其是防止儿童误服。

明确标识。保存原始包装、说明书，不要将瓶外标签撕掉。对于散装药应在其容器上明确标注药物名称、用途、用法、用量以及有效期，如果有可能不妨添加使用说明。一旦误服误用，及时携带药品及包装就医。

安全存储。按药品说明书要求妥善存放在干燥、阴凉、避光的地方，避免阳光直射和高温，防止变质或失效。此外，要确保药物容器紧闭，避免潮湿和污染。对于需要特殊储存条件（如冷藏）的药物，应严格按照要求储存。药物储存的柜箱最好上锁，谨防儿童及限制行为能力者和无行为能力者接触。

定期检查。急救物品和基本药物要定期清理，过期更换，及时补充。每隔 3 个月左右查看是否有过期、变质或不再需要的药物；过期、变质或不再需要的药物不能随意丢弃，应按照有害垃圾处理。

谨遵医嘱。家庭成员要学习相关药物知识，包括药物的正确使用方法、储存方法和注意事项等。在使用药物时，应严格遵循医生或药师的建议，不要随意更改药物的剂量或使用时间。对于需要长期使用的药物，应定期咨询医生或药师以了解是否需要调整治疗方案。

▇ 药品标签

药品包装应当按照规定印有或者贴有标签并附有说明书。标签或者说明书应当注明药品的通用名称、成分、规格、上市许可持有人及其地址、生产企业及其地址、批准文号、产品批号、生产日期、有效期、适应证或者功能主治、用法、用量、禁忌、不良反应和注意事项。麻醉药品、精神药品、医疗用毒性药品、放射性药品、外用药品和非处方药的标签、说明书，应当印有规定的标志。

药品标签是指药品包装上印有或者贴有的内容，分为内标签和外标签。

药品内标签。药品内标签是指直接接触药品包装的标签，包含药品通用名称、适应证或者功能主治、规格、用法用量、生产日期、产品批号、有效期、生产企业等内容。包装尺寸过小无法全部标明上述内容的，至少标注有药品通用名称、规格、产品批号、有效期等内容。

药品外标签。药品外标签是指药品内标签以外的其他包装的标签，包含药品通用名称、成分、性状、适应证或者功能主治、规格、用法用量、不良反应、禁忌、注意事项、储藏方式、生产日期、产品批号、有效期、批准文号、生产企业等内容。适应证或者功能主治、用法用量、不良反应、禁忌、注意事项没有全部注明的（注明有"详见说明书"字样），可以进一步查看说明书。

药品标签和说明书的文字应当清晰，生产日期、有效期等事项应当显著标注，容易辨识。购买药品时，要仔细查看，如果标签和说明书不清晰或损坏，则不要购买。

药品说明书

药品说明书是载明药品重要信息的法定文件，包含药品安全性、有效性的重要科学数据、结论和信息，用以指导安全、合理使用药品，是选用药品的指南。用药前需要仔细阅读药品标签和说明书。

看药品批准文号。用药前先看药品批准文号，可以通过国家药品监督管理局的网站（https://www.nmpa.gov.cn）查询真假，没有批准文号的药品坚决不能购买。

了解使用方法。应仔细阅读说明内容，详细了解药物的服用剂量、频率、时间等具体的使用方法和注意事项。如果需要同时使用多种药品，应仔细阅读各药品说明书，或询问医生、药师，了解药品使用方法和注意事项。

严格遵医嘱用药。由于个体差异，医生会根据患者的病情病况、身体状况，指导患者用药，其使用方法可能与说明书有所差异，这时患者应遵医嘱用药。不擅自停药、私自更换药品。使用药物期间应避免饮酒，防止酒精与药物发生相互作用。某些药物可能引起困倦、嗜睡和眩晕等反应，驾车、机械操作或高空作业时应避免使用。

57 测量 4 种健康指标

···中国公民健康素养···

会测量脉搏、体重、体温和血压。

测脉搏，要端坐，桡动脉，三指摸；
一分钟，数脉搏，若心悸，稍静坐。
测体重，清晨做，腹肚空，鞋衣脱；
体重秤，站稳妥，记读数，算结果。
测体温，莫量错，水银端，夹腋窝；
十分钟，莫错过，对光看，细揣摩。
测血压，勿焦灼，绑袖带，松紧妥；
位置对，勿偏颇，记数值，莫弄错。

脉搏、体重、体温和血压是人体常用的健康指标。会测量脉搏、体重、体温和血压是基本的健康技能，可掌握身体健康状况，及时发现病情。家庭常备体重秤、体温计、血压计等健康自测设备，并掌握正确使用方法。

会测量脉搏

脉搏是心脏收缩时，由输出血液的冲击引起的动脉跳动。正常脉搏次数（脉率）与心跳次数（心率）相一致，测量脉搏一般是测量手腕拇指侧桡动脉部位一分钟的搏动数。测量脉搏前要事先准备秒表计时器，让需要测量脉搏的人取端坐位（或仰卧位）。

测量脉搏时，食指、中指和无名指并拢，指腹按在手腕桡动脉搏动处计 1 分钟脉搏跳动的次数即可。也可利用可穿戴设备（如运动手环等）来测量。为确保身心平静，让被测量者安静休息 5 ～ 10 分钟，如有剧烈运动应休息 20 分钟，待心情平和时再测量脉搏。

正常成年人安静状态下脉搏为 60 ～ 100 次 / 分。一般来说，女性脉搏稍快；儿童脉搏平均为 90 次 / 分，婴幼儿可达 130 次 / 分；老年人较慢，为 55 ～ 60 次 / 分。在情绪激动、酒后、喝热饮、运动后等情况下测量脉搏，其准确性会受影响。

会测量体重

体重要选择清晨空腹时测量，将体重秤置于水平地面，脱去鞋子和厚衣物，双脚自然分开站立于体重秤上，双臂自然下垂，头部正对前方，保持身体重心平衡，读取体重秤上的数值。根据身高、体重数值，可计算体重指数（参见本书健康素养第 25 条）。

■ 会测量体温

一般使用玻璃体温计测量腋下体温。测体温前应先将体温计度数甩到 35℃ 以下，如果腋下有汗水，应当擦干净后再测量；喝了热饮、剧烈运动之后或者洗澡之后，要等待 30 分钟后再测量。

测量时，要将体温计水银端放在腋下夹紧，保证水银端和皮肤密切接触，避免脱位或掉落。一般在腋下测量 5～10 分钟后取出体温计读数。

读数时，首先用手拿住体温计的玻璃端，即远离水银柱的一端，使眼睛与体温计保持同一水平，然后慢慢转动体温计，仔细查看，从正面看到很粗的水银柱对应的数值即为体温读数。注意不要用手碰体温计的水银端，否则会影响水银柱读数而造成测量不准。

成年人正常腋下体温为 36～37℃。如果因时间不够或某种原因松开了体温计，则测量不准确，这时要将体温计度数甩到 35℃ 以下后再重新进行测量，时间也要重新计算。

使用电子体温计则按说明书操作即可。

■ 会测量血压

家庭自测血压推荐使用认证合格的上臂式电子血压计。测量血压前要检查血压计是否能够正常使用，并掌握"三要点"，即安静放松、位置规范、读数准确。

安静放松。测血压前半小时内禁烟、禁咖啡、排空膀胱，并在安静环境下平静休息至少 5 分钟，情绪激动者最好安静平卧至少 30 分钟。测量时坐在有靠背的椅子上，双脚平放于地面（禁止交叉），放松且身体保持不动，不说话。

位置规范。肘部与心脏处于同一水平位置，袖带下缘应在肘窝上 2.5 厘米（约两横指）处。袖带松紧合适，可插入 1 ～ 2 根手指为宜。

读数准确。电子血压计显示屏上的数值稳定后，即可直接读取数值，并记录电子血压计所显示的收缩压和舒张压数值，避免弄错。一般情况下，最上面的数值是收缩压，中间的数值是舒张压，最下面的数值为脉搏。

连续测量 2 次血压，两次测量时间间隔 1 ～ 2 分钟，做好记录，取两次读数的平均值作为血压值。

58 拨打"120"急救电话

・・・**中国公民健康素养**・・・

需要紧急医疗救助时，会拨打 120 急救电话。

> 遇急救，要冷静，会拨打，一二〇。
> 详病况，要说清，急救处，地址明。
> 守电话，快接听，引救援，快如风。
> 一二〇，保畅通，救生命，责任重。

　　在生活中我们难免会寻求紧急医疗救助，这件事看似简单，却有很多人在有实际需要时束手无策，不知道如何正确拨打"120"急救电话。

■ 什么时候需要拨打"120"急救电话

"120"急救电话是为抢救急危重症患者开设的医疗卫生专用紧急救援电话，24小时有专人接听。工作人员接到呼救电话后，可立即派出救护车和急救人员前去施救，是救助急危重症患者最方便、最快捷的医疗救援方法。

在家中、公共场所、工作单位、野外等，只要发生以下任何情况，就应立即拨打"120"急救电话呼救：

①突发疾病类，如突发心脏病、中风，患者出现昏迷、胸痛、呼吸困难、抽搐等急危重症的表现。

②意外伤害类，如遭受交通事故、摔伤、烧伤等意外伤害或刑事案件等原因导致身体严重受伤，需要紧急处理。

③突发事件类，如发生火灾、溺水、触电、中毒、踩踏伤等，需要紧急医疗援助。

④其他突发因素，如高危孕妇紧急分娩，急性过敏反应（如过敏性休克、荨麻疹等），各种突发因素可导致生命健康出现重大问题，需要紧急医疗帮助。

"120"急救电话是宝贵的医疗急救资源，是为抢救急危重症患者生命开设的一条绿色救助通道。合理利用急救资源，非必要请不要拨打"120"急救电话，尽可能协助保持"120"畅通，把有限的急救资源留给急危重症患者。

■ 如何拨打"120"急救电话

拨打"120"急救电话，不收取任何费用。掌握拨打"120"

急救电话的技巧可以为抢救患者或伤者赢得宝贵的时间。拨打"120"急救电话要掌握以下6个基本要点：

沉着冷静。 拨打"120"急救电话，要沉着冷静，尽可能使用普通话清楚述说，先报告呼救者的姓名及电话号码。

告知详情。 简要描述突发的疾病、伤害、突发事件的详细情况，包括需要急救的伤病情况及人数、发生时间、具体地点及周围明显标志（建筑物等）和通往现场的最佳道路等。目的是方便急救部门根据情况安排急救人员、药品、设备等事项，争取急救时间。必要时，呼救者可通过电话接受医生指导，为患者进行紧急救治。

对方挂断。 一定要听清"120"受理人员的询问，回答要准确、简明。介绍完情况后，要待对方挂断电话后方可停止通话。

电话通畅。 告知联系电话，包括固定电话和手机号码。联系电话要有人守候，注意接听，不要被占用。

引导接车。 在保证有人看护患者的情况下，最好安排人员在住宅门口、交叉路口、显著地标处等候，引导救护人员尽快赶到现场，争取抢救时间。

就医准备。 拨打"120"急救电话后，要抓紧时间准备去医院必需携带的物品，包括身份证、医保卡、银行卡或现金、病历资料以及相关材料、日常生活用品等。

59 防止农药中毒

···中国公民健康素养···

妥善存放和正确使用农药，谨防儿童接触。

说农药，关人命，存与用，守规程。

存放时，柜专用，要上锁，保安宁。

贴标签，莫斜倾，密封口，要紧拧。

农药毒，要谨慎，防意外，远儿童。

使用时，按说明，莫大意，莫滥用。

遇中毒，快救命，速拨打，一二〇。

农药包括杀虫剂、杀菌剂、除草剂、灭鼠剂、杀蟑饵剂等，可经口、鼻、皮肤等多种途径进入人体而使人中毒。存放和使用农药都要严格遵守操作规程，既要保证质量，防止失效，也要提高警惕，谨防儿童接触，预防中毒。

妥善存放农药

农药应当妥善存放于专柜或容器中，并且要加锁，谨防儿童接触。凡农药等有毒物品以及已失效的农药和杀虫剂，不可乱丢乱放，不能与粮油、蔬菜以及其他食物等堆放在一起，不能放置在地上或厨房的水槽之下，不能存放在使用过的食物容器或饮料的容器中，以免污染食物、水源或造成误服农药而发生中毒。

对于已经破损、模糊的标签和说明书要及时更换，重新用纸写明有毒物品品名、用法、用量、有效期、使用范围等，并贴在包装上。不要斜倾存放，以免有毒物品溢出。

保管易外泄、易挥发的农药时，一定要把包装封口拧紧或扎紧，以免泄漏、挥发失效、相互混杂或造成污染。

安全使用农药

使用农药时要严格遵照说明书。严格执行有关农药慎用或限用的规定，遵守操作规程，正确配药、施药，做好农药废弃物处理和安全防护工作，防止农药污染环境和农药中毒事故。

在配药、喷洒过程中做好防护措施。要佩戴无破损的防护手套、口罩，穿长衣裤和胶鞋等，防止农药与身体任何部位的皮肤接触。喷药前要检修药械，防止使用过程中漏液。喷药时人要站在上风处，顺风喷洒而不能逆风喷洒。施药过程中不要抽烟或吃东西。严禁对收获期的粮食、蔬菜、水果施用农药。严防农药污染水源。

严禁使用农药进行杀灭头虱、伤口消毒、皮肤止痒、洗涤衣服等危险行为。使用熏蒸剂时，室内不能有人，要严密封闭操作间，熏蒸后打开门窗，待农药全部消散后方可入内，避免吸入农药引起身体不适或中毒。

■ 农药中毒的现场救治

农药中毒常见于包括自杀、误服或者食用含农药残留量过高的蔬菜等引起的消化道中毒，或使用农药不当经皮肤接触毒物而中毒，或使用农药不当经呼吸道吸入毒物而中毒。发现农药中毒者，应立即拨打"120"急救电话，并进行必要的现场救治。

基本要求。在"120"急救人员到达前，应根据农药中毒的不同情况进行现场救治，以阻止毒物继续吸收。施救者在靠近患者前，应评估现场环境是否安全并做好个人防护，不能徒手接触或闻嗅毒物。同时要尽可能查清并记录毒物名称、中毒时间、服药量，收集药瓶、呕吐物、排泄物等毒物样品，交给"120"急救人员。即使轻度农药中毒也应当及时送医院治疗，不可私自盲目用药，以免加重农药中毒症状或产生其他健康损害。

经消化道农药中毒。如果患者清醒，要立即设法催吐，使用手指或筷子等刺激患者舌根部进行催吐（应注意避免刺伤口腔和咽部），减少农药对胃肠道黏膜的刺激。但不建议给患者（尤其是儿童）喂水洗胃催吐，这是因为喂水洗胃容易引起呛咳，使有毒液体进入气管和肺部。如果遇到强酸强碱物质，切忌催吐，应先让患者饮入蛋清、牛奶或豆浆 200 毫升以保护胃黏膜。

如果患者意识不清，但呼吸及心跳正常，应将患者侧卧位，头偏向一侧，以免出现呕吐时，误吸入呼吸道，引起窒息。

经皮肤农药中毒。要立即脱去患者的污染衣物，并且用肥皂水或清水反复清洗患者污染处的皮肤、毛发、指甲。如果眼部受到污染，立即使用流动的清水冲洗眼睛，时间至少 15 分钟。

经呼吸道农药中毒。应立即将患者转移至通风良好或者是空气新鲜的安全地方，松解患者衣扣，清除口鼻分泌物，保持呼吸道通畅。

心肺复苏。如果患者无反应，呼吸、心搏骤停，应及时采取心肺复苏急救措施（参见本书健康素养第 60 条）。

■ 谨防儿童农药中毒

家长和监护人要高度重视并切实履行监护责任，谨防儿童农药中毒，确保儿童的生命安全和身体健康。要教育儿童远离农药等有毒物品，防止接触、误食、中毒和其他意外。教育儿童不要随便采食农作物和野生植物。

家里存放农药等有毒物应该专柜、加锁，妥善保管，谨防儿童接触或误食。使用农药时要避免儿童靠近或接触。喷洒农药时应避免喷洒到衣服和皮肤上，使用农药后要及时冲洗身体，包括洗头、洗澡、换洗衣服，防止儿童间接接触农药而中毒。

60 心肺复苏

···中国公民健康素养···

　　遇到呼吸、心搏骤停的伤病员，会进行心肺复苏，学习使用自动体外除颤器（AED）。

呼吸停，心骤停，快急救，分秒争。

查环境，早报警，大声喊，看反应。

仰卧位，仰头颈，胸外压，臂直绷。

快速按，力均衡，吹气时，捏鼻孔。

按三十，两气送，循环做，不要停。

AED，学会用，电极片，贴在胸。

右上胸，左下胸，安置后，电自充。

急救时，优先用，按提示，按说明。

遇到呼吸、心搏骤停的伤病员时，要在现场立即进行心肺复苏，如果现场有自动体外除颤器（AED）应优先使用自动体外除颤器。

■ 心肺复苏术

心肺复苏术（CPR）是用于抢救由急性心肌梗死、脑卒中、严重创伤、电击伤、淹溺、急性中毒等各种原因引起心搏骤停患者的一种急救方法。

对于呼吸、心搏骤停的伤病员，最佳抢救时间窗口是 4 分钟。如能在现场给予及时的徒手心肺复苏术（CPR）并配合自动体外除颤器（AED）的使用，可大大提高抢救成功率。如果得不到及时的抢救复苏，4 ～ 6 分钟后会造成患者脑和其他人体重要器官组织的不可逆的损害，因此必须在现场立即进行心肺复苏，为进一步抢救直至挽回心搏骤停伤病员的生命而赢得最宝贵的时间。

现场实施心肺复苏急救，通过胸外按压和人工呼吸，促进血液流动和气体交换，使脑和心脏等重要器官有血流供应，以利于尽快恢复心跳、呼吸和意识。因此，在医护人员到达前，一定要在现场由第一目击者争分夺秒地进行心肺复苏术，可以最大限度地保护脑细胞，提高抢救成功率，挽救患者生命。《中华人民共和国民法典》第一百八十四条规定："因自愿实施紧急救助行为造成受助人损害的，救助人不承担民事责任。"

心肺复苏术的操作方法和步骤

对无反应、无呼吸或仅有濒死叹息样呼吸的患者实施心肺复苏术，有完整的操作步骤。非专业的施救者可按照以下步骤进行操作，避免出现错误操作情况。

判断环境安全。迅速检查周围环境，确认环境安全后方可施救。

判断患者情况。快速判断患者有无反应、有无意识、有无呼吸等情况。施救者先轻轻拍打患者双肩，大声叫喊"你怎么啦"，看患者有无反应，确认其是否有意识。再判断患者有无呼吸，施救者用5～10秒钟时间来回扫视患者头面部和胸腹部，观察患者胸腹部有无起伏，如果患者胸腹部无起伏或者只有喘息，说明患者无呼吸或者呼吸不正常。

紧急寻求帮助。若发现患者没有反应、没有意识、没有呼吸或仅有濒死叹息样呼吸，施救者就应该立即进行心肺复苏，并立刻大声呼救"快来人啊，这里有人晕倒了，快打'120'，拿急救设备"等。

徒手胸外按压。胸外心脏按压时，将患者仰卧并解开胸部衣扣。施救者将一只手掌根放在患者胸部中央、胸骨下半部，两乳头连线的中点位置，双手掌根重叠，十指紧扣，手指尽量翘起，双臂绷直，以髋关节为支点，用上半身的力量垂直向下按压。

按压深度成人为 5～6 厘米，儿童约 5 厘米（或胸部前后径的 1/3），婴儿约 4 厘米（或胸部前后径的 1/3），按压频率无论是成人、儿童还是婴儿患者均为每分钟 100～120 次，快速用力按压，保证每次按压后胸廓完全回弹至正常位置，放松时双手不要离开胸壁，以免移位，尽量避免按压中断。

开放患者气道。施救者应首先清理患者口腔异物，用仰头举颏法打开气道，将患者头部后仰，带动舌根从咽喉后部抬起，使气道通畅，便于通气。

实施人工呼吸。在保持患者气道开放的同时，施救者实施人工呼吸，施救者捏住患者的鼻孔，自己正常吸一口气，张开口包住患者的口给予 2 次人工呼吸（每次吹气时间为 1 秒）。在吹气的同时观察患者胸部是否有隆起，有隆起则表示通气有效。在实施人工呼吸时，胸外按压的中断时间不可超过 10 秒。每胸外按压 30 次、人工呼吸 2 次为 1 个循环，持续进行，直到患者恢复自主呼吸和心跳，或现场使用 AED，或专业急救人员到达现场并接管患者。

■ 正确使用 AED

自动体外除颤器是一种便携式急救设备，简称 AED，大型公共场所和高风险家庭都需配备 AED。它能自动识别患者是否有需要进行电击除颤的心律，并且给予电击除颤，是可被非专业人员使用的、用于抢救心脏骤停患者的医疗设备。

在心搏骤停时，如果能立即实施心肺复苏术并可在数分钟内使用AED，就有最大的机会拯救患者。心肺复苏术和AED的早期配合使用，是抢救心搏骤停患者最有效的手段。当施救者进行心肺复苏时，AED一旦到达，应立即优先使用AED，直到患者恢复自主呼吸和心跳，或专业急救人员到达现场。

使用时根据AED的文字说明和操作提示音进行操作（见表3-1）。

表3-1　AED操作指导

步　骤	要　点	具体操作指导
1	开机	拿取AED，按下"开机键"开机，机器则会发出语音提示，施救者按语音提示进行操作
2	贴电极	按照AED上的图示分别将电极片贴在患者右胸上部和左胸下部，等待AED分析心律
3	充电	如需电击除颤，根据AED提示，等待AED自动充电。不要触碰患者身体。充电完毕后会报警提示
4	除颤	充电完毕，确认没有人触碰患者身体后，按下除颤按钮。除颤结束后，施救者应从胸外按压开始继续心肺复苏
5	重复	遵循AED语音提示操作，循环以上步骤。急救过程中，AED应持续开机，不要关机，也不要撕下电极片。每隔2分钟，AED会再次分析心律 直到患者恢复自主呼吸和心跳，或专业急救人员到达现场

61 处理创伤和骨折

· · · 中国公民健康素养 · · ·

发生创伤出血时，会进行止血、包扎；对怀疑骨折的伤员不要随意搬动。

有创伤，有出血，会包扎，会止血。
遇骨折，讲科学，先固定，莫硬扯。
伤情重，别惊愕，一二〇，是良策。

发生创伤出血、怀疑骨折时，应当采取适当措施，减少出血，保护伤口，减轻伤病痛苦，防止伤情恶化。因此，发生创伤出血时，要进行止血、包扎；对怀疑骨折的伤员不要随意搬动，防止骨折带来第二次伤害。发生严重创伤时，应尽快拨打"120"急救电话呼救。

■ 创伤的止血和包扎

止血和包扎是外伤出血现场急救处理的重要措施之一。发生创伤出血时，及时正确地止血、包扎，可以防止出血过多、保护伤口、减少感染和疼痛，避免更大的健康损害。

包扎止血法。 是指用绷带、三角巾、止血带等物品，直接敷在伤口或结扎某一部位的处理措施。包扎时，要做到快、准、轻、牢。"快"就是动作敏捷迅速，"准"就是包扎止血部位准确、严密，"轻"就是动作轻柔而不碰撞伤口，"牢"就是包扎牢靠而松紧适度。

包扎要注意不可过紧，以免影响血液循环，也不能过松，以免纱布脱落。使用止血带止血时，应准确记录绑扎时间，每小时放松 3～5 分钟后再包扎上，防止肢体缺血坏死，放松时可暂用手指压迫止血。

为他人处理出血伤口时，要做好个人防护，尽量避免直接接触血液。

流血不多伤口的处置。 对于伤口表浅且出血量不多的患者，应先用生理盐水对伤口彻底清洗、有效消毒后，局部外擦云南白药粉，再用消毒纱布覆盖创口，并用绷带或三角巾包扎，可以较好地控制局部的少量渗血。没有条件时可先用冷开水冲洗，再用干净毛巾、手绢或其他软质布料覆盖包扎。

中国公民健康素养 三字经（2024年版）

流血较多伤口的处置。伤口流血较多时，如果伤口没有异物，应立即采取直接压迫、加压包扎或止血带等方法进行止血；如果伤口有异物，不要轻易取出，应妥善固定，由医生处理。

如果采取按压止血的方式不能达到伤口止血的作用，或者出血量较大、伤口较大、伤口较深时，需要及时前往医院就诊，进行清创、缝合、止血。医生还会根据实际情况，给予注射破伤风免疫球蛋白来预防破伤风。

■ 对怀疑骨折的伤员不要随意搬动

对怀疑骨折尤其是怀疑脊柱骨折的伤员进行现场急救时，应采取科学方法，千万不要盲目救护，不要轻易搬动。

急救骨折伤员时，如果伤员被挤压不要盲目硬扯，而要根据情况采取机械拉开或切开物体等办法，移除物体后再急救。对于骨折伤员，应使伤员保持合理体位，不要随意移动伤处，不要在现场进行复位，而是要先设法固定骨折部位后再搬移，有条件的要使用担架，以免断骨刺伤周围的血管、神经，加重损伤或带来二次损伤。开放性骨折直接包扎，不冲洗、不涂药。如现场环境不安全，需要紧急撤离时，在转运前需要对骨折部位进行妥善固定。

面对伤情严重现场，要沉着冷静处置，不要惊慌失措，不要盲目拉扯，应在进行现场正确施救的同时，拨打"120"急救电话。

62 处理烧烫伤和气道异物

···中国公民健康素养···

会处理烧烫伤，会用腹部冲击法排出气道异物。

气道堵，烧烫伤，快急救，防伤亡。
会处理，烧烫伤，分轻重，处置忙。
若轻度，冰敷上，五字法，是良方。
若重度，莫惊慌，快送医，救病恙。
气道堵，不通畅，快急救，分秒抢。
击腹部，冲力强，异物除，人安康。

烧烫伤和气道异物是常见的意外伤害，任何年龄段都可能发生，但在日常生活中更容易发生在儿童身上，严重威胁健康乃至危及生命。

■ 正确处理烧烫伤

烧烫伤一般由火焰、沸水、热油、蒸汽等引起，轻者损伤皮肤，出现肿胀、水疱、疼痛；重者皮肤烧焦，甚至血管、神经、肌腱等同时受损。发生烧烫伤后，要做好急救处理，原则是去除伤因，保护创面，防止感染，及时送医。

如果烧烫伤情况严重，如面积大、深度深、皮肤有破损，最好立即到医院就诊，以免贻误病情。

如果是轻度烧烫伤，可以按以下"冲、脱、泡、盖、送"五字法处理：

①冲。将烧烫伤部位用清洁冷水持续冲洗或浸泡10～20分钟，水流不宜过急。也可以用布包裹冰块敷于伤处，直到不痛为止（10～15分钟）。

②脱。在冲洗的同时，迅速小心谨慎地剪开或脱下受伤处的衣物或饰品。如果物品被黏住了，切勿强行剥脱，可用剪刀小心剪开。如果皮肤起水疱，不要刺破水疱和撕破皮肤。

③泡。将患处浸泡于冷水中10～30分钟。注意若患者发生颤抖现象，要立刻停止。

④盖。通过以上处理后，用清洁的纱布或布料覆盖受伤部位，保护创面，防止感染。切记不要在创面上涂任何油脂或药膏，不要用有色药物（碘酊、龙胆紫）涂抹创面，更不能用酱油、牙膏、蜜糖等涂抹伤口，以免增加伤口处理难度。

⑤送。在现场应急处理后，严重烧伤者，应尽快转送到有救治能力的医院治疗。

■ 气道异物预防和急救

气道异物就是指食物或其他物体卡在咽喉、气管及支气管等气道里，造成气道梗阻，这是生活中常见的急症之一。如果没有及时清除气道异物，就会造成机体缺氧，严重时可引起窒息死亡。

不要给5岁以下儿童吃果冻、瓜子、花生、豆类等食物，吃西瓜时可先去掉瓜子。进食时避免谈笑、哭闹或打骂小儿。要教育小孩不能边走、边玩、边进食，以免一旦跌倒或啼哭时，将食物吸入呼吸道；不要把小玩具放在口中，发现儿童口中含有东西时要及时设法取出，但切不可强行夺取，以免哭闹时吸入气道。

对于老年人及患者要防止假牙误入气道；喂食时最好采取坐位或半卧位，避免大口进食及饮水。

如果发现有人突然出现呛咳、憋气、面部青紫，就要高度警惕是否有气道梗阻。当出现无法咳嗽、不能说话，或脸色发青几乎无法呼吸时，即可确认为完全气道异物梗阻，此时，应立即拨打"120"急救电话。对于不完全气道梗阻者，应鼓励其用力咳嗽。对于完全气道梗阻者，在等候"120"救援人员到来期间，应立即同步采用"腹部冲击法"急救。

■ 腹部冲击法

腹部冲击法又叫海姆立克法，由美国医生海姆立克发明，在全世界被广泛应用，抢救了无数患者。该法利用腹部和膈肌软组织被突然冲击时，产生向上的压力，压迫两肺下部，驱动肺部残留气体形成一股气流，将堵塞气管、喉部的异物冲击排出，因此被人们称为"生命的拥抱"。

施救成年患者。施救者弓箭步站在患者身后，将双臂分别从患者两腋下前伸并环抱患者。一手握拳，另一手从前方包住该拳，使拳眼贴在患者肚脐上方 1～2 横指处，用力向患者上腹部的内上方连续快速有力地冲击，直到异物被排出或者患者失去反应。如果患者失去反应，出现呼吸、心搏骤停，应立即将其平放在地上，开始实施心肺复苏。

如果身边没有人施救，患者可以采用同样的方法自救。如果不成功，患者应快速将上腹部抵压在一个硬质的物体上，如椅背、桌沿、走廊护栏，用力冲击腹部，直到把气道异物排出。

施救儿童患者。施救者抱住患儿腰部，用双手食指、中指、环指顶压其上腹部，用力向后上方挤压，压后放松，重复而有节奏地进行，以形成冲击气流，把异物冲出气道。

施救 1 岁以内婴儿。可以采取拍背和胸部快速按压来解除气道异物。施救者单膝跪地或者坐于椅上，将婴儿面部朝下，头低臀高，两腿分开骑跨在施救者的前臂上，用手托住婴儿的头部和下颌，另一只手的掌根用力拍打婴儿肩胛骨之间的区域，连续 5 次，如果异物还没有排出，则将婴儿翻转为面部朝上，并托住婴儿的头部，施救者用另一只手的食指和中指快速、有力地按婴儿压胸部 5 次，按压部位在婴儿胸骨下半部，两乳连线中点正下方，按压的深度约为胸廓前后径的 1/3，速率为每秒钟 1 次。重复拍击婴儿后背和按压前胸各 5 次，直至婴儿哭泣出声或者有呼吸。若婴儿失去反应，则从胸外按压开始实施心肺复苏术。

···中国公民健康素养···

抢救触电者时，要首先切断电源，不要直接接触触电者。

若触电，断电源，想办法，脱危险。
绝缘物，挑电线，脱电后，快求援。

触电是指人体直接碰到带电的导线或物体，导致电流对人体和内部组织造成不同程度的损伤和功能障碍。

■ 触电后如何脱离电源

发现有人触电时，抢救者首先做好自我防护措施，在确保自我安全的前提下方可施救。千万不要直接接触触电者的身体，防止施救者发生触电。施救者可以按照以下方法脱离电源。

切断电源。 发生触电后要在第一时间切断电源，拉下电闸。如果是在家里发生触电，施救者应设法迅速拔去电源插座、关闭电源开关或拉开电源总闸。如果是在野外或施工时发生触电，如碰触被刮断在地的电线而触电时，施救者可用带干燥木柄的大刀、斧头、铁锹等斩断电线，中断电流。

挑开电线。 如果触电者因躯体触及电线而被击倒，电线与躯体连接得很紧密，附近又找不到电源开关，这时救助者可站在干燥的木板或塑料板等绝缘物上，用干燥的竹竿、木棍等不导电的绝缘物（切不可使用导电的物体），将触电者身上的电线挑开。

拔离触电处。 如果触电者的手与电线连接紧密，无法挑开，可用干燥的大木棒将触电者拨离触电处。

如果电流通过触电者入地，并且触电者已紧握电线，可设法用干燥木板塞到其身下，让其与地隔离；也可用干木把的斧头或有绝缘柄的钳子等将电线剪断。

■ 触电者如何自救

如果自己发生触电，附近找不到人救援，触电者需要镇定并进行自救。在触电后的最初几秒钟内，人的意识还没有丧失，理智有序地判断、处理是成功自救的关键。可以一边呼救，一边奋力跳起，使流经身体的电流失去导电的线路，从而获得自救。

如果电线是插在插座里的，跳起时可趁机抓住电线的绝缘处把它用力拉出，摆脱电源。

因为交流电可以引起肌肉持续的痉挛，所以手部触电后就会抓住电线，而且越抓越紧。这时，触电者可用另一只空出的手迅速抓住电线的绝缘处，将电线从手中拉出，从而脱离电源。

如果触电时电器是固定在墙上的，则可用脚猛力蹬墙面，同时身体向后倾倒，使身体摆脱电源。

■ 脱离电源后如何施救

施救者帮助触电者脱离电源后，要根据伤情需要，迅速拨打"120"急救电话，并采取进一步的救护措施。

迅速转移。迅速把触电者转移到附近通风良好的安全地带。

心肺复苏。将触电者仰卧，头向后仰，松开其衣领和腰带，清除口腔中的异物、假牙以保持呼吸道通畅。迅速检查触电者的呼吸、心跳情况，如果触电者呼吸、心跳骤停，一定要争分夺秒地进行心肺复苏（参见本书健康素养第60条）。

等待救援。对于已恢复心跳的触电者，千万不要随意搬动，以防再次发生心脏停跳，应等医生到达或伤员完全清醒后再搬动。

■ 如何预防触电事故发生

要从以下几个方面预防触电事故发生。

安全用电教育。尤其要教育儿童、老人注意用电安全，防止发生触电意外事故。

遵守操作规程。严格按操作规程用电，正确使用家用电器，不超负荷用电。不私自接拉电线。不用潮湿的手触摸开关和插头。不要购买和使用劣质电器产品或劣质电池产品。

家用电器安全。经常检查电器的运行情况，杜绝漏电。家里的电源开关、插座等，应安置在儿童不能触及的地方。风扇、取暖器应安装安全防护装置。所有家用电器设备，如电熨斗、搅拌器、吹风机等，用完后立刻放回安全的地方。

远离高压设施。远离高压线和变压器等电力设施，注意活动场所周围是否有裸露的电线等。

预防雷击事件。雷雨天气时，避免在高压电线杆或大树下避雨，不站在高处或在山坡上行走，不拨打手机，不做户外运动，防止发生雷击事件。

64 火灾逃生与自救互救

· · · 中国公民健康素养 · · ·

发生建筑火灾时，拨打火警电话119，会自救逃生。

说消防，要警惕，火灾起，莫大意。

钱财物，别惦记，边报警，边逃离。

穿浓烟，身姿低，湿毛巾，捂口鼻。

顺通道，走楼梯，向下跑，赶时机。

火封门，逃不易，湿衣物，塞缝里。

泼冷水，防烟弥，敲盆桶，求援急。

一一九，要牢记，报火警，莫迟疑。

须讲清，发生地，情况详，说仔细。

护现场，严控制，会救援，为公益。

在日常生产和生活中，由于用火、用电、用液化天然气违反安全操作规定，或玩火、吸烟等因素都可能引起火灾。因此，无论是生产单位还是生产者，无论是家庭还是个人，都应高度重视，防止火灾事故发生，并掌握火灾处理、逃生和救护知识与技能。

突遇火灾如何处置

突遇火灾时，首先要保持镇静，快速对当前火灾情况作出判断，采取有效应对措施，主要记住以下处置原则。

初起小火自行扑灭。火灾初起时，燃烧面积小，产生热量少，这时可用灭火器或沙土以及浸湿的毛巾、棉被、麻袋等覆盖着火点进行扑灭。

火势蔓延切勿扑救。如果火势较大无法扑灭，则切勿盲目扑救。而是要迅速组织家人和邻居有秩序地撤离逃生。逃生时应关闭着火房间的房门，防止烟火向外蔓延。

快速逃离火灾现场。如果日常生活中被火围困，要随机应变，设法立即脱险。如果正在睡觉，应迅速下床，俯身冲出房间，不要等穿好了衣服才往外跑。逃生时如遇火灾烟气，要降低姿势以减少吸入烟气和提高能见度，必要时贴近地面匍匐前进。要尽

快判断危险地点和逃生方向，迅速决定逃生的办法，切不可麻痹大意。逃生时千万不要惦记钱物，不要返回火灾现场，以免耽误逃生时机。

迅速拨打火警电话。发现火灾，无论大小，都要迅速拨打"119"火警电话报警。要报警、呼救、逃生结合进行，防止只顾逃生而忘记报警与呼救。

■ 拨打"119"火警电话

遇到火灾事故，要及时拨打"119"火警电话报警（我国有部分地区实行"119""110""120"合一，在这样的地区也可拨打"110"）。拨打"119""110"报警电话不收取任何费用。

沉着报警。拨通电话后，首先询问是否为火警电话或报警电话，得到确定的答复后，方可报警。

讲清灾情。尽可能讲普通话。要讲清楚火灾所在地的具体地址、起火部位、主要燃烧物、火势大小、有无人员被困、有无爆炸危险品以及放射性物质等基本情况。

联系方式。告知联系方式包括报警人姓名、电话号码和住址；报警后要安排人到路口等候消防车，指引消防车去火灾现场。

对方挂断。在报警时应注意倾听火警台的询问，回答要准确、简明。介绍完情况后，要待对方挂断电话后方可停止通话。

控制现场。在消防队到来之前，要控制和保护现场，阻止任何非救援人员进入火场。

■■ 火灾现场如何自救

在火灾现场，要沉着冷静应对，及时掌握火灾现场状况，随机应变，设法立即逃生。

熟悉陌生场所。熟悉陌生场所的消防安全状况是发生火灾进行自救的前提措施。初到商场、宾馆、电影院、酒吧等陌生的公共场所时，首先要观察太平门、紧急出口、安全通道等位置，了解紧急逃生路线，以便火灾发生时选择准确的逃生路线，采取正确的逃生方法，争取最佳的逃生时间，避免或减少人身伤亡。火灾逃生时，要沿着疏散通道往外走，千万不要拥挤、盲从，更不要来回跑。

防止烟雾中毒。撤离逃生时，往往要穿过浓烟，因此要防止烟雾中毒。要立即用湿毛巾或者湿衣襟、湿口罩等捂住口鼻，尽可能低姿、弯腰撤离现场，或贴近地面匍匐前进。发生紧急情况或无法找到毛巾和水时，可以撕下衣服，用小便淋湿。

不能乘坐电梯。逃生时，千万不能乘坐电梯。要顺着楼梯通道往楼下跑，或朝疏散指示标志方向或空旷地方跑。如果通道被烟火封阻，则应设法从背向烟火方向逃生，如从窗户旁边安装的排水管道往下爬，但要确认管道是否牢固。也可利用身边的绳索或用床单、窗帘、衣服等自制简易救生绳，并用水淋湿，将绳索牢固地系在窗框或其他固定物上，然后顺绳索下滑逃生。

应对大火封门。如果所处房间外发生火灾，开门逃生前，应先用手试探房门和门把手温度，如果大门滚烫或有烟气从门缝进入屋内，说明火势凶猛，火源较近，大火已经封门，难以出逃。这时千万不要强制破门逃生，要用水淋湿衣物、毛巾、被子等，将门窗缝隙堵住，记住要不停地泼水以保持门缝堵塞物浸湿，防止烟雾弥漫入室。

设法发出求救信号，等待救援。可到外部没有烟气的窗口边，通过敲打盆桶等物体、呼喊、挥舞鲜艳的衣物或手电筒发出求救信号。要尽快拨打"119"报警电话，告知救援人员自身所处位置，等待救援。

如果房门温度正常，可开门缝观察，当逃生路线没有受到烟火威胁、判断可以顺利逃生的情况下，要及时撤离到户外安全的地方，建议家中常备防烟面罩，并学会正确使用方法，逃生时可避免受到有毒烟气侵害。

如观察到逃生路线有少量烟气，要冷静判断能否安全到达室外安全场所，根据实际情况决定是否需要逃生。

特别提示：当自身所处环境相对安全（如所处房间与外界有耐火等级较高的门窗阻隔）的时候，固守待援往往比转移逃生更加安全。

■ 火灾现场如何参与救援

《中华人民共和国消防法》第五条规定："任何单位和个人都有维护消防安全、保护消防设施、预防火灾、报告火警的义务。任何单位和成年人都有参加有组织的灭火工作的义务。"因此，在火灾现场一方面要自救，确保自身安全，另一方面要立即拨打火警电话，并积极参与灭火救援工作。

确保自身安全。确保自己的安全是第一位的。要注意保护自己的呼吸道和皮肤，避免吸入烟雾和接触有毒物质。不要冒险进入火势猛烈或烟雾浓密的区域。不提倡未成年人参与火灾现场救援，儿童、老年人要尽快撤离火灾现场。

参与初期扑救。如果火势较小，并在力所能及范围，尽快进行初期扑救，可防止火势蔓延。如使用灭火器、消防栓等器材进行灭火，一定要在确保自身安全的位置进行扑救，并尽量避免与烟雾、火焰直接接触。

协助疏散人员。在火灾现场，要协助疏散被困人员，特别是老人、小孩和行动不便的人。指导他们低姿逃生，引导他们利用楼梯有序地离开火灾现场，避免使用电梯。

阻止烟雾蔓延。对火灾现场的门、窗等通风口进行密封，阻止烟雾蔓延。可以使用湿毛巾、湿床单等物品进行简单的封堵，以减少烟雾对人体的危害。

控制保护现场。在消防队员到来之前，要控制和保护现场，不让非救援人员进入现场。尤其是一定要阻止逃生者重新返回火场抢救贵重财物。

配合专业救援。如果条件允许，可为消防队员提供必要的支持和协助，如指引路线、提供灭火器材等。当专业救援队伍到达火灾现场后，要积极配合他们的工作，听从指挥，不要擅自行动。

65 地质灾害和地震的避险与救助

发生滑坡、崩塌、泥石流等地质灾害和地震时，选择正确避险方式，会自救互救。

滑坡急，崩塌急，泥石流，灾害起。

要冷静，莫焦急，顾四周，因地宜。

灾害处，快撤离，两侧跑，择高地。

在野外，常警惕，地质灾，应远离。

防滑坡，防泥石，防崩塌，防决堤。

遇地震，因地宜，会避震，会应急。

蜷曲身，趴伏地；护头颈，遮挡宜；

手抓牢，固身体；三原则，要牢记。

住平房，冲出急，有秩序，不拥挤。

住楼房，暂躲避，速断电，关煤气。

躲厨房，厕所里，三角区，墙护体。

救灾时，要心齐，听指挥，互救济。

扶老幼，助残疾，救死伤，有大义。

地质灾害是指在自然或者人为因素的作用下形成的，对人类生命财产造成损失的、对环境造成破坏的地质作用或地质现象，包括崩塌、滑坡、泥石流、决堤等类型。地震是一种极其普通和常见的自然现象。

■ 遭遇地质灾害怎么办

滑坡是指斜坡上的岩体由于某种原因在重力作用下沿着一定的软弱面或软弱带整体向下滑动的现象。崩塌是指较陡的斜坡上的岩土体在重力的作用下突然脱离母体崩落、滚动堆积在坡脚的地质现象。泥石流是由于降水而形成的一种带大量泥沙、石块等固体物质的特殊洪流。

紧急撤离原则。遭遇滑坡、崩塌、泥石流等地质灾害时，应把握"三个紧急撤离"的原则，即隐患点发生强降雨时要紧急撤离、接到暴雨蓝色及以上预警要紧急撤离、出现险情或对险情不能准确研判时要紧急撤离。

正确紧急撤离。发生地质灾害时要采取迅速正确的紧急撤离措施，保持冷静，环顾四周，迅速向较为安全的地段紧急撤离。不要在土质松软、土体不稳定的斜坡停留，不要躲在有滚石和大量堆积物的陡峭山坡下方，不能顺着滑坡、崩塌、泥石流的移动方向跑，而是要向两侧山坡上快速转移，越快越好。逃离时，切记不要顾及个人财物。

因地制宜避险。当遇到地质灾害而无法逃离时，不要慌乱，应选择正确避险方式，因地制宜避险。发生高速滑坡而又无法逃离时，应迅速抱住身边的树木等固定物体。发生崩塌无法逃离时，应躲避在坚实的遮蔽物下，或蹲在地坎、地沟里，应注意保护好头部，可利用身边的衣物裹住头部。行车时遇到滑坡、泥石流、崩塌，应绕道或返回。发生滑坡、泥石流、崩塌后，未经相关部门允许，不要擅自回到已经发生这些地质灾害的区域。

增强预防意识。地质灾害首要的是预防。要留意地质灾害发生的征兆，如陡坡不断发生掉块、坠落、小崩小塌的现象；斜坡上的建筑物变形、开裂、倾斜；岩石、沟谷发出轰鸣声或轻微的振动感；主河流水位上涨和正常流水突然中断；井水、泉水水位突然发生明显变化，有堵塞的泉水复活或泉水、井水突然干涸，地面积水引起地面冒气泡、水泡、旋流等异常；猪、狗、鸡、鼠等动物出现惊恐异常现象；植物形态发生变化，树林枯萎或歪斜等。发现上述某种或多种现象时，应及时报警或报告当地政府，尽快撤离。

在野外进行登山、攀岩、徒步、漂流、探险、穿越、野营等活动时，要注意天气变化，了解地质状况，不要前往滑坡、崩塌、泥石流、决堤等地质灾害多发区域。如果突然发生天气极端变化，要及时停止活动。

■ 发生地震怎么办

在地震发生时，情况十分复杂，每个人所处的环境、状况千差万别，避震方式不可能千篇一律。一般来说要就近躲避，根据不同情况采取不同的应急对策，因地制宜选择正确的避震方式，震后组织现场救护，开展自救与互救。

避震原则。 无论身处何处，一定要牢记避震三原则：伏地、遮挡、抓牢。伏地就是蹲下或坐下，尽量蜷曲身体，降低身体重心。遮挡就是保护头颈部，可用书包、被褥或柔软物品等顶在头上，没有物品时可用手护住头颈部。抓牢就是抓住牢固的物体，防止身体随地震晃动而受伤。

平房避震。 发生地震时，如果在平房里，逃出相对容易，尽可能迅速从室内跑出来。但要注意自觉遵守秩序，听从指挥，不要拥挤，以免堵住房门或相互踩伤。

高楼避震。 如果处在高楼，预警时间很短，由于剧烈地动，逃离比较困难，这时要采取暂时躲避措施。首先要迅速断电，关闭天然气阀门，以免因地震破坏造成触电、天然气泄漏、爆炸等事故，加重地震险情和人员伤亡。然后迅速躲进"活命三角区"，即厨房、厕所，其避震空间不大，房屋跨度小，墙体垮塌时易于形成"活命三角区"（见图3-2），从而保护身体不被掩埋、砸伤。如果没有"活命三角区"可就近卧倒在地，在桌子下、床下躲避，双手抓住旁边的固定物防止身体滑动。不要擅自跑动，否则容易被震落的建筑装饰物砸伤。待地震稍平息，应立即逃离室内、楼宇，不要跳楼逃生，不要乘坐电梯。

地震时一定要找到可以构成三角区的空间躲避

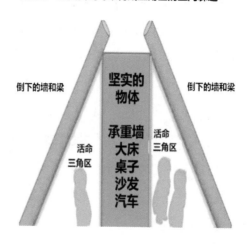

图3-2　活命三角区示意

车辆避震。如果在交通工具内，应躲开立交桥、电线杆，尽可能选择空旷处减速停车，在晃动结束前待在车内可防止坠落物伤害。但如果身处地下车库，则应立即离开车辆，蹲在车辆旁。

安全地带。撤离到室外后，要选择安全地带避震。要避开高大建筑物、立交桥、电线杆、路灯、广告牌、玻璃幕墙、烟囱、围墙、高大树木等。震后不要立即返回建筑物内，以防余震发生。如果在山坡或悬崖处，要注意防山崩和滚石。

■ 地震后的自救与互救

地震发生后，不要恐慌，待地震危险期（约1分钟）过后，快速撤离现场，以防余震。要听从指挥，开展现场自救与互救。

自我救护。如果在地震中被埋，被困人员要有坚定的生存毅力，保持头脑清醒，消除恐惧心理，坚定生存信心。要想方设法支撑可能坠落的重物，寻找和开辟脱险通道；设法将手脚挣脱出来，消除压在身上的物体，捂住口、鼻，防止因烟尘窒息。若无力自救脱险时，应尽量减少体力消耗，不可大声呼救，要保存体力；尽量寻找和节约食物、饮用水，设法延长生命；当听到有人时，利用砖头、石块、铁器等有规律地敲击管道或墙壁，发出求救信号，等待救援。

震后互救。救护人员要留意被困人员的呼喊、呻吟、敲击声。要根据房屋结构，先确定被困人员的位置，再进行抢救。挖掘被困人员时，应注意保护支撑物，以防塌陷对被埋者造成新的伤害。救援时首先应使其头部暴露，迅速清除口鼻内尘土，防止窒息；当被困者不能自行爬出时，不要生拉硬拉，不能用利器刨挖，以防止意外加重伤情，应继续扒救，待其身体全部露出后再抬起。救援抢险队伍应当首先抢救那些容易获救的、人群密集的地方，如医院、学校、酒店等地方的幸存者。震后救护伤员时，要立即清理其口鼻异物，保持呼吸道通畅；对出血部位及时止血、包扎；对骨折部位进行固定。

听从指挥。现场救护往往需要在群众帮助下进行。做好现场指挥、现场伤员分类工作十分重要。救护人员要掌握现场特点，包括建筑物倒塌程度、可能受伤人数和地点，选择安全的救护场地。组成现场救护指挥站，组织救援人员将伤员拖离受伤现场，在选定的安全场地对伤员进行现场救护。

伤员分类。地震同时出现大批伤员，应根据伤员受伤的程度、部位、生命体征变化进行分类，有利于按伤员伤情的轻重缓急进行救护和向医院转送。机械性外伤，指人们被倒塌体及其各种设备的直接砸击、挤压下的损伤，一般占地震伤的95%～98%。另外，还有埋压窒息伤、完全性饥饿、烧伤等。

安全救护。如果地震区域有易燃、易爆、有毒物储存、化工厂等危险因素，要组织灾民向污染源的上风处撤离疏散，到尽可能远的广场、空旷地建立救护站。如果发生中毒，可运用 AED 救护，或进行人工胸外按压，但不要进行人工呼吸，以免救护人员自己中毒。

66 洪涝灾害的避险与救助

···中国公民健康素养···

发生洪涝灾害时，选择正确避险方式，会自救互救。

洪涝灾，自然害，讲科学，防灾害。

有预警，避险快，早准备，早安排。

洪涝中，多意外，沉着等，救援来。

会自救，险情排，会互救，有大爱。

受灾后，多病害，严防控，不懈怠。

　　我国洪涝灾害分布地域广，发生频率高，容易造成疾病流行和人员伤亡，给社会公众的生活造成困扰，给经济发展带来不利影响。

■ 什么是洪涝灾害

洪涝灾害包括洪水灾害和雨涝灾害，多是指大雨、暴雨引起的水道急流、山洪暴发、河水泛滥、淹没农田、毁坏环境和各种设施等诸多危害，诱发山崩、滑坡、泥石流、传染病等次生灾害。

洪涝灾害在突发公共事件中属于重大、频发、面广的自然灾害，往往灾情发展十分迅猛，危害巨大，可摧毁房屋建筑、工厂、农田、树木、供电系统，给人们的生活造成不同程度的影响，使人们失去家园，造成淹溺、建筑物倒塌、粮食断供等，威胁生产生活。造成水土流失、停电、停水、停产、通信中断、交通运输受阻，破坏生态平衡。造成人员伤亡，引发肠道传染病、食物中毒、蚊媒传染病、人畜共患病等流行病。

■ 洪涝灾害发生时要正确避险

洪涝灾害发生时，当地政府和气象部门都会发布洪涝信息，各有关单位和个人都应按照防御要求做好应急防范和避险工作。

提前做好准备。 平时要熟悉当地政府预防洪涝灾害预案，了解防控洪涝灾害的相关措施和最佳撤离路线。关注天气预报和灾害预警信息，强降雨、台风等到来前，按照要求做好防灾工作，如准备沙袋放置门口，堵住大门下面所有空隙，防止洪水灌入；将贵重物品放在楼上或放在较高处，以免水浸；适当储备衣物、食品、饮用水、必需的药品；准备好简易救生器材，如救生衣、手电筒、口哨、照明灯具、雨具等。

远离危险区域。 居民建房时应尽量远离山坡、河道、低洼

地，以免洪涝灾害时发生山体滑坡、泥石流和房屋垮塌等次生灾害。暴雨期间，尽量不要外出，以免突然遭遇危险。多雨季节如发现山体土壤松动、房屋墙体裂缝、河水突然断流或加大等迹象，最可能遭遇山洪，这时要果断躲避，及时撤到地势高、地基牢固的安全区域；注意不要沿着河谷跑，应向河谷两岸高处跑。

做好安全撤离。暴雨期间，如果有关部门组织撤离，应听从指挥，统一有序撤离。撤离前一定要关闭燃气总阀和电源总开关；把手机装入防水塑料袋，以保持通信畅通；不要携带大件物品，可将小件贵重物品缝在衣物内随身携带；携带手电筒、口哨、镜子、色彩艳丽的衣物，以充当求援信号。撤离按照"就近、就高、迅速、有序、安全、先人后物"的原则进行。

■ 洪涝灾害发生时要自救互救

洪涝灾害发生时，尤其是身处强降雨、洪涝环境时，容易发生各种意外情况，我们要沉着应对，采取一切措施，勇敢自救，排除险情，并在确保自身安全的前提下积极参与救援工作。

洪水之中自救。住宅被淹时，不要贪恋财物，以免丧失逃生机会。要快速向坚固的屋顶、楼房高层、大树、高墙等地方转移，用绳子将身体与固定物相连，或抓住固定物或漂浮物，以防被洪水卷走，并拨打"119""110"等电话，或与亲朋好友联系，或使用哨子、色彩鲜艳衣物等发出呼救信号，积极寻求救援。尽量不要独自游水转移，千万不要攀爬带电的电线杆。

如果行进中遭遇洪水，要避开路边的雨篦子和有旋涡的地方。

如果被卷入洪水中，落水者要尽可能地保存体力，利用门板、桌椅、木床、竹木等漂浮物转移到较安全的地带。

安全驾驶车辆。洪涝灾害期间驾车要特别小心，不要在湿滑山坡、积水路段、桥下涵洞等处行驶。不要涉水穿越被水淹没的公路，防止车辆陷入水中难以脱身。不要将车辆停留在低洼处、桥下、大树下，以防水淹、崩塌或压毁。如果车辆在洪水中熄火，应果断弃车逃生。如果车辆被困水中开门受阻，切不可待在车内等候救援，而是要立即使用车内破窗工具迅速破窗逃生。

科学理性施救。发生溺水时，救助他人要科学和理性！不懂水中救助方法的人员切不可盲目下水救助，不可手拉手组成"人链"下水施救，以免导致更大的危险甚至伤亡（参见本书健康素养第48条）。

对于救上岸的淹溺者，不要控水，尽量将其置于侧卧位，注意擦干其身体并保暖。如果溺水者意识不清，要迅速清理口鼻异物，保持气道通畅。对呼吸心跳停止的溺水者实施心肺复苏急救，对有外伤的给予止血、包扎、骨折固定等。

严防灾后疫情。洪涝灾害过后，容易发生肠道传染病、食物中毒、蚊媒传染病、人畜共患疾病等，而且这些传染病传播快，发病率高，容易造成疫病流行。因此，各有关单位和个人都要重视和加强疾病防控工作，积极配合卫生健康部门采取的各种预防措施，发现传染病疫情时应及时报告，患病后要及时就医，确保灾后无疫。

中国公民健康素养与三字经对照索引

序号	中国公民健康素养	三字经	页码
第一章　基本知识和理念			
01	健康不仅仅是没有疾病或虚弱，而是身体、心理和社会适应的良好状态。预防是促进健康最有效、最经济的手段。	新健康，有三项，要牢记，莫相忘。 不虚弱，身体壮，无不适，无病恙。 心理健，智正常，善调控，心舒畅。 与社会，适应良，讲公德，有担当。 促健康，重预防，最经济，效果强。	2
02	公民的身心健康受法律保护，每个人都有维护自身健康和不损害他人健康的责任。	健康权，不可侵，严守法，是根本。 护健康，要认真，每个人，担责任。 为自己，做主人，好习惯，胜万金。 为他人，献爱心，重预防，利国民。	8
03	主动学习健康知识，践行文明健康生活方式，维护和促进自身健康。	为健康，学本领，要自觉，要主动。 有知识，有技能，护健康，重践行。	12
04	环境与健康息息相关，保护环境，促进健康。	好环境，益生命，不保护，会失衡。 少废气，碧空清；少废水，江河澄； 少废渣，沃土净；少噪声，家园静。 防三废，防噪声，倡低碳，美环境。	15
05	无偿献血，助人利己。	捐献血，救人命，促代谢，利功能。 为公益，显真情，人间爱，传美名。	22
06	每个人都应当关爱、帮助、不歧视病残人员。	要关爱，病残疾，要尊重，不歧视。 多交流，增友谊，多帮助，维权益。	25
07	定期进行健康体检。	查健康，查身体，信科学，莫大意。 做体检，要定期，早知病，早就医。	27

序号	中国公民健康素养	三字经	页码
08	血压、体温、呼吸和心率是人体的四大生命体征。	四体征，要重视，定期测，护身体。 收缩压，正常值：高九十，低百四。 舒张压，正常值：高六十，低九十。 体温计，放腋里，从三六，到三七。 平静时，数呼吸，每分钟，近二十。 测心率，要仔细，从六十，到百次。	30
09	传染源、传播途径和易感人群是传染病流行的三个环节，防控传染病人人有责。	传染病，易传染，三环节，把病传。 人动物，传染源，要管理，很关键。 多途径，排病原，要切断，措施严。 易感者，有危险，要保护，莫等闲。 控疫情，防谣言，共担责，防传染。	36
10	儿童出生后应按照免疫程序接种疫苗，成年人也可通过接种疫苗达到预防疾病的效果。	种疫苗，防疫病，最经济，效果明。 护儿童，必接种，按计划，守规程。 成年人，可接种，防疾病，防重症。	40
11	艾滋病、乙肝和丙肝通过血液、性接触和母婴三种途径传播，日常生活和工作接触不会传播。	艾滋病，乙丙肝，三途径，把病传。 共针头，血传染；性滥交，不检点； 母染病，孕乳传；预防好，无危险。 不歧视，不讨厌，多关怀，爱心献。	44
12	出现咳嗽、咳痰2周以上，或痰中带血，应及时检查是否得了肺结核；坚持规范治疗，大部分肺结核患者能够治愈。	肺结核，飞沫传，讲卫生，防传染。 超两周，咳嗽痰，或痰血，早诊断。 密接者，最易感，规范治，疗效显。	48
13	家养犬、猫应接种兽用狂犬病疫苗；人被犬、猫抓伤、咬伤后，应立即冲洗、消毒伤口，并尽早注射狂犬病人免疫球蛋白（或血清或单克隆抗体）和人用狂犬病疫苗。	狂犬病，动物传，养宠物，防传染。 要注册，管理严，要防疫，做体检。 遛宠物，用绳牵，随手清，大小便。 抓咬伤，消毒先，打疫苗，莫等闲。	53

序号	中国公民健康素养	三字经	页码
14	蚊子、苍蝇、老鼠、蟑螂等会传播多种疾病。	蚊蟑蝇，鼠苍蝇，此四害，传疾病。 齐动员，讲卫生，四害除，人康宁。	57
15	不加工、不食用病死禽畜。不猎捕、不买卖、不接触、不食用野生动物。	动物源，藏疫情，多警惕，多防控。 死禽畜，可传病，不剥食，不加工。 野动物，带病原，不猎捕，不食用。 动物死，要报警，不接触，处理净。	63
16	关注血压变化，控制高血压危险因素，高血压患者要做好自我健康管理。	说血压，有高低，多关注，知病机。 危险因，要控制，自测压，自管理。 少食盐，少油腻，戒烟酒，善饮食。 控体重，塑形体，控情绪，健心理。 服用药，贵坚持，心脑肾，防病疾。	67
17	关注血糖变化，控制糖尿病危险因素，糖尿病患者要做好自我健康管理。	说血糖，解疑惑，要关注，防病魔。 尿食饮，数量多，减体重，或瘦弱。 危险因，坏生活，不控制，成病祸。 糖尿病，受折磨，管理好，靠自我。	72
18	关注肺功能，控制慢阻肺危险因素，慢阻肺患者要做好自我健康管理。	肺功能，要健康，多关注，防异常。 慢阻肺，要预防，管理好，肺健康。 烟雾浓，空气脏，粉尘害，把肺伤。 吸烟者，肺遭殃，早戒烟，命延长。	78
19	积极参加癌症筛查，及早发现癌症和癌前病变。	防癌症，筛查早，有病变，早知晓。 长肿块，久不消；肠便血，排血尿； 骤消瘦，真不妙；感觉异，癌信号。 若患癌，莫心焦，早诊断，早治疗。	83
20	预防骨质疏松症，促进骨骼健康。	骨质疏，骨质松，危害大，是慢病。 易骨折，易骨痛，人变矮，脊变形。 增骨量，钙补充，晒太阳，VD盈。 健骨骼，多运动，防跌倒，防送命。 从小抓，早防控，储骨量，增高峰。 骨密度，可测定，骨健康，不疏松。	88

序号	中国公民健康素养	三字经	页码
21	关爱老年人，预防老年人跌倒，识别老年期痴呆。	老年人，体弱衰，全社会，都关爱。 防跌倒，防痴呆，无伤病，乐开怀。	93
22	关爱青少年和女性生殖健康，选择安全、适宜的避孕措施，预防和减少非意愿妊娠，保护生育能力。	说生殖，要康健，护女性，青少年。 若避孕，男关键，要适宜，要安全。 避孕套，最简便，防孕育，防病传。 若妊娠，讲安全，要预防，非意愿。 意外孕，补救先，做人流，去医院。 生育力，重保健，防损伤，防感染。	102
23	劳动者依法享有职业健康保护的权利；劳动者要了解工作岗位和工作环境中存在的危害因素（如粉尘、噪声、有毒有害气体等），遵守操作规程，做好个人防护，避免职业健康损害。	劳动者，护健康，权与利，法保障。 作业时，守规章，要记清，危险岗。 防毒害，防损伤，遇险情，快离场。 重体检，重预防，做防护，保安康。	108
24	保健食品不是药品，正确选用保健食品。	保健品，理性看，有编号，巧识辨。 会选用，可保健，用药品，治病变。	115

第二章　健康生活方式与行为			
25	体重关联多种疾病，要吃动平衡，保持健康体重，避免超重与肥胖。	说体重，要正常，不超重，不肥胖。 体过轻，免疫降，体超重，损健康。 管住嘴，控油糖，食均衡，食定量。 迈开腿，耗热量，莫久坐，身体壮。	122
26	膳食应以谷类为主，多吃蔬菜、水果和薯类，注意荤素、粗细搭配，不偏食，不挑食。	说膳食，贵均衡，蔬果多，谷薯丰。 荤素配，益体能，粗细配，益身形。 每天吃，十二种，不偏食，少疾病。 日三餐，能量定，不挑食，体康宁。	127

序号	中国公民健康素养	三字经	页码
27	膳食要清淡，要少盐、少油、少糖，食用合格碘盐。	好口味，淡与清，管住嘴，少生病。 油脂多，三高增，甜食多，招疾病。 宜低盐，血压稳，宜碘盐，利家庭。	131
28	提倡每天食用奶类、大豆类及其制品，适量食用坚果。	蛋白质，护生命，奶和豆，扬威名。 营养全，吸收行，强筋骨，脊梁挺。 食坚果，营养丰，适量吃，强体能。	135
29	生、熟食品要分开存放和加工，生吃蔬菜水果要洗净，不吃变质、超过保质期的食品。	生熟食，不能混，分加工，分保存。 刀砧板，碗碟盆，严消毒，生熟分。 食蔬果，用水浸，未洗净，病原侵。 莫食用，过期品，若变质，健康损。	139
30	珍惜食物不浪费，提倡公筷分餐讲卫生。	惜食物，资源贵，有行动，有作为。 按需购，按需备，不贪多，不浪费。 公筷勺，莫忌讳，分餐食，光盘美。 外餐剩，打包回，讲节约，遵教诲。	143
31	注意饮水卫生，每天足量饮水，不喝或少喝含糖饮料。	饮用水，生命源，讲卫生，讲安全。 水源处，无污染，水净化，消毒严。 饮水足，身体健，出汗后，稍加盐。 含糖饮，少沾染，糖过量，疾病缠。	146
32	科学健身，贵在坚持。健康成年人每周应进行 150～300 分钟中等强度或 75～150 分钟高强度有氧运动，每周应进行 2～3 次抗阻训练。	说健身，益健康，讲科学，有良方。 成年人，做有氧，中强度，时间长； 高强度，要适量；练抗阻，体格壮。 动有益，防病恙，贵坚持，人寿康。	151

序号	中国公民健康素养	三字经	页码
33	不吸烟（含电子烟），吸烟和二手烟暴露会导致多种疾病。电子烟含有多种有害物质，会对健康产生危害。	说吸烟，害健康，身体差，染病恙， 自吸烟，自身伤，二手烟，害同行。 尼古丁，瘾断肠，烟焦油，致癌强。 心血管，遭祸殃，呼吸道，肺损伤。 烟无害，瞎扯谎，电子烟，同提防。 烟害大，损健康，不吸烟，新风尚。	157
34	烟草依赖是一种慢性成瘾性疾病。戒烟越早越好。任何年龄戒烟均可获益，戒烟时可寻求专业戒烟服务。	烟成瘾，害无边，是慢病，损康健。 吸烟者，早戒烟，拒烟害，绝烟缘。 找专业，助戒烟，有门诊，有热线。 烟瘾重，戒烟难，下决心，立志坚。	165
35	少饮酒，不酗酒。	说饮酒，莫过量，酗醉酒，损健康。 降食欲，伤肝脏，坏血管，坏胃肠。 酒中毒，发癫狂，诱犯罪，意外伤。 十五克，限酒量，不饮酒，寿而康。	172
36	重视和维护心理健康，遇到心理问题时应主动寻求帮助。	心理健，要重视，遇困扰，语人知。 减压力，调情志，心理病，可控制。	176
37	每个人都可能出现焦虑和抑郁情绪，正确认识焦虑症和抑郁症。	说抑郁，说焦虑，人都有，坏情绪。 善调节，心情愉，若患病，早治愈。	181
38	通过亲子交流、玩耍促进儿童早期发展。发现心理行为发育问题应及时就医。	说亲子，最宝贝，促开发，增智慧。 有异常，早防备，早筛查，早作为。	186

序号	中国公民健康素养	三字经	页码
39	劳逸结合，起居有常，保证充足睡眠。	劳与逸，应相宜，会工作，会休息。 生物钟，分四季，起与居，守作息。 睡眠差，需警惕，睡眠好，养身体。 成人睡，七八时，青少年，睡十时。 卧如弓，枕适宜，环境好，治病疾。 按穴位，调饮食，善保健，睡满意。	190
40	讲究个人卫生，养成良好的卫生习惯，科学使用消毒产品，积极预防传染病。	讲卫生，乐悠悠，做得好，利康寿。 勤洗澡，病菌溜，勤换衣，勤洗手， 勤理发，勤洗头，此五勤，记心头。 好习惯，勤洗手，二十秒，多搓搓， 指掌缝，手背后，甲缝腕，莫遗漏。 洗漱品，有讲究，不共用，少病忧。 常开窗，空气优，病原物，风吹走。 喷嚏咳，掩鼻口，若吐痰，莫随口。 排队时，看前后，一米距，要遵守。 戴口罩，不用愁，防飞沫，防病毒。 消毒品，常备有，科学用，免隐忧。	195
41	保护口腔健康，早晚刷牙，饭后漱口。	牙清洁，笑开口，防龋齿，防口臭。 晨起床，晚餐后，要刷牙，除渣垢。 上下刷，不横抽，里外刷，护牙釉。 饮食后，要漱口，换牙刷，三月够。	202
42	科学就医，及时就诊，遵医嘱治疗，理性对待诊疗结果。	若生病，科学医，早诊断，早疗疾。 遵医嘱，明禁忌，配合治，心不急。	208
43	合理用药，能口服不肌注，能肌注不输液，遵医嘱使用抗微生物药物。	人生病，有良策，用药治，守原则。 能服药，不注射，能肌注，不输液。 抗微生，感染灭，防滥用，防不测。	213
44	遵医嘱使用麻醉药品和精神药品等易成瘾性药物，预防药物依赖。	精神药，麻醉剂，易成瘾，需警惕。 防依赖，防沉迷，不滥用，谨遵医。	218

序号	中国公民健康素养	三字经	页码
45	拒绝毒品。	说毒品，罪滔天，害健康，命糟践。 害家庭，苦难言，害社会，民生怨。 莫试毒，莫自贱，离毒友，断毒源。 除毒瘾，意志坚，拒毒品，正理念。	221
46	农村使用卫生厕所，管理好禽畜粪便。	说厕所，要卫生，无渗漏，无蚊蝇。 贮粪池，污物坑，如厕后，用水冲。 养禽畜，要文明，不管好，传疾病。 禽畜便，坏环境，讲文明，及时清。	225
47	戴头盔、系安全带；不超速、不酒驾、不分心驾驶、不疲劳驾驶；儿童使用安全座椅，减少道路交通伤害。	安全带，系肩头，司与乘，都紧扣。 骑车时，头盔戴，防意外，心无忧。 不飙车，不超速，不分心，观六路； 驾车前，不饮酒，疲劳时，应调休。 儿童椅，安全优，守交规，命不丢。	228
48	加强看护和教育，预防儿童溺水，科学救助溺水人员。	小朋友，爱玩水，要监管，有作为。 近水域，知安危，去游泳，大人陪。 下水前，做准备，游泳时，防溺水。 若施救，方法对，讲科学，放首位。	232
49	冬季取暖注意通风，谨防一氧化碳中毒。	冬天里，天气冷，室密闭，不通风。 一氧碳，悄无声，防中毒，多保重。 燃气具，装排风，常检修，保安宁。 取暖房，装烟囱，常清理，畅通风。 气中毒，易发生，人昏迷，唇樱红。 气泄漏，快救命，莫慌张，莫放松。	236
50	主动接受婚前和孕前保健，适龄生育，孕期遵医嘱规范接受产前检查和妊娠风险筛查评估，住院分娩。	结婚前，怀孕前，为优生，做保健。 怀孕期，产前检，遵医嘱，不可免。 为孕妇，查风险，为宝宝，身体健。 生孩子，到医院，防意外，母子安。	240

序号	中国公民健康素养	三字经	页码
51	孩子出生后应尽早开始母乳喂养，满 6 个月时合理添加辅食。	孩出生，母乳喂，最理想，最美味。 纯母乳，到半岁，满六月，辅食配。	244
52	青少年要培养健康的行为生活方式，每天应坚持户外运动 2 小时以上，应较好掌握 1 项以上的运动技能，预防近视、超重与肥胖，避免网络成瘾和过早性行为。	青少年，青春期，好习惯，无陋习。 日运动，两小时，有技能，强身体。 护眼睛，防近视，体超重，要控制。 玩视屏，防沉迷，性行为，不适宜。	248
	第三章　基本技能		
53	关注健康信息，能够正确获取、理解、甄别、应用健康信息。	说健康，信息热，会获取，会选择。 能理解，能甄别，若应用，要正确。	258
54	会阅读食品标签，合理选择预包装食品。	购食品，要留心，读标签，要认真。 看配料，看成分，看声称，看标准。 预包装，要谨慎，防伪劣，细辨认。 不过期，不破损，选健康，选优品。	261
55	会识别常见危险标识，远离危险环境。	危险处，有标识，种类多，会辨识。 见标识，要远离，遇险情，早报知。	264
56	科学管理家庭常用药物，会阅读药品标签和说明书。	家庭药，须谨慎，善管理，善保存。 按类别，不能混，按要求，质量稳。 购药物，用药品，防差错，防伤身。 看标签，要细心，看说明，要认真。 对症用，功效分，讲科学，讲忌禁。	266

序号	中国公民健康素养	三字经	页码
57	会测量脉搏、体重、体温和血压。	测脉搏，要端坐，桡动脉，三指摸； 一分钟，数脉搏，若心悸，稍静坐。 测体重，清晨做，腹肚空，鞋衣脱； 体重秤，站稳妥，记读数，算结果。 测体温，莫量错，水银端，夹腋窝； 十分钟，莫错过，对光看，细揣摩。 测血压，勿焦灼，绑袖带，松紧妥； 位置对，勿偏颇，记数值，莫弄错。	271
58	需要紧急医疗救助时，会拨打120急救电话。	遇急救，要冷静，会拨打，一二〇。 详病况，要说清，急救处，地址明。 守电话，快接听，引救援，快如风。 一二〇，保畅通，救生命，责任重。	275
59	妥善存放和正确使用农药，谨防儿童接触。	说农药，关人命，存与用，守规程。 存放时，柜专用，要上锁，保安宁。 贴标签，莫斜倾，密封口，要紧拧。 农药毒，要谨慎，防意外，远儿童。 使用时，按说明，莫大意，莫滥用。 遇中毒，快救命，速拨打，一二〇。	278
60	遇到呼吸、心搏骤停的伤病员，会进行心肺复苏，学习使用自动体外除颤器（AED）。	呼吸停，心骤停，快急救，分秒争。 查环境，早报警，大声喊，看反应。 仰卧位，仰头颈，胸外压，臂直绷。 快速按，力均衡，吹气时，捏鼻孔。 按三十，两气送，循环做，不要停。 ＡＥＤ，学会用，电极片，贴在胸。 右上胸，左下胸，安置后，电自充。 急救时，优先用，按提示，按说明。	282
61	发生创伤出血时，会进行止血、包扎；对怀疑骨折的伤员不要随意搬动。	有创伤，有出血，会包扎，会止血。 遇骨折，讲科学，先固定，莫硬扯。 伤情重，别惊愕，一二〇，是良策。	287

序号	中国公民健康素养	三字经	页码
62	会处理烧烫伤，会用腹部冲击法排出气道异物。	气道堵，烧烫伤，快急救，防伤亡。 会处理，烧烫伤，分轻重，处置忙。 若轻度，冰敷上，五字法，是良方。 若重度，莫惊慌，快送医，救病恙。 气道堵，不通畅，快急救，分秒抢。 击腹部，冲力强，异物除，人安康。	290
63	抢救触电者时，要首先切断电源，不要直接接触触电者。	若触电，断电源，想办法，脱危险。 绝缘物，挑电线，脱电后，快求援。	294
64	发生建筑火灾时，拨打火警电话119，会自救逃生。	说消防，要警惕，火灾起，莫大意。 钱财物，别惦记，边报警，边逃离。 穿浓烟，身姿低，湿毛巾，捂口鼻。 顺通道，走楼梯，向下跑，赶时机。 火封门，逃不易，湿衣物，塞缝里。 泼冷水，防烟弥，敲盆桶，求援急。 一一九，要牢记，报火警，莫迟疑。 须讲清，发生地，情况详，说仔细。 护现场，严控制，会救援，为公益。	298
65	发生滑坡、崩塌、泥石流等地质灾害和地震时，选择正确避险方式，会自救互救。	滑坡急，崩塌急，泥石流，灾害起。 要冷静，莫焦急，顾四周，因地宜。 灾害处，快撤离，两侧跑，择高地。 在野外，常警惕，地质灾，应远离。 防滑坡，防泥石，防崩塌，防决堤。 遇地震，因地宜，会避震，会应急。 蜷曲身，趴伏地；护头颈，遮挡宜。 手抓牢，固身体；三原则，要牢记。 住平房，冲出急，有秩序，不拥挤。 住楼房，暂躲避，速断电，关煤气。 躲厨房，厕所里，三角区，墙护体。 救灾时，要心齐，听指挥，互救济。 扶老幼，助残疾，救死伤，有大义。	304

序号	中国公民健康素养	三字经	页码
66	发生洪涝灾害时，选择正确避险方式，会自救互救。	洪涝灾，自然灾，讲科学，防灾害。 有预警，避险快，早准备，早安排。 洪涝中，多意外，沉着等，救援来。 会自救，险情排，会互救，有大爱。 受灾后，多病害，严防控，不懈怠。	311